求 真 学 堂
心身医学书系

谈心聊郁

一位五行针灸师眼中的抑郁

佟博然 著

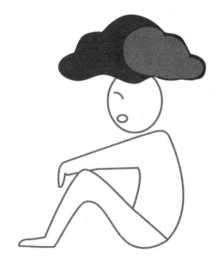

U0201001

全国百佳图书出版单位
中国中医药出版社
·北 京·

图书在版编目（CIP）数据

谈心聊郁：一位五行针灸师眼中的抑郁 / 佟博然著 .
—北京：中国中医药出版社，2023.9
（求真学堂）
ISBN 978 - 7 - 5132 - 8147 - 8

Ⅰ . ①谈…　Ⅱ . ①佟…　Ⅲ . ①抑郁症—针灸疗法　Ⅳ . ① R246.6

中国国家版本馆 CIP 数据核字（2023）第 079442 号

中国中医药出版社出版

北京经济技术开发区科创十三街 31 号院二区 8 号楼
邮政编码　100176
传真　010-64405721
三河市同力彩印有限公司印刷
各地新华书店经销

开本 710×1000　1/16　印张 15.75　字数 235 千字
2023 年 9 月第 1 版　2023 年 9 月第 1 次印刷
书号　ISBN 978 - 7 - 5132 - 8147 - 8

定价　68.00 元
网址　www.cptcm.com

服 务 热 线　010-64405510
购 书 热 线　010-89535836
维 权 打 假　010-64405753

微信服务号　**zgzyycbs**
微商城网址　**https://kdt.im/LIdUGr**
官 方 微 博　**http://e.weibo.com/cptcm**
天猫旗舰店网址　**https://zgzyycbs.tmall.com**

作者简介

佟博然，男，1985 年出生，中医学硕士，中医师，五行针灸讲师。

作者深感于这一时代的特殊性，一直在探索与实践"身心一体"的健康方案。

在广泛涉猎中医各家流派以及心理治疗各大流派后，作者于 2014 年起潜心跟随英国五行针灸大师诺娜·弗兰格林女士，学习以"调神"为先导的方法治疗各种难以治愈的疾病。

同时，作者一直在尝试恢复从"古圣贤视角"再看中医，即以"自感""内观"为基础认识身心、生命、疾病、针灸、中药等的内在实相。

其后作者因经历自身的抑郁，在北京同有三和福泰中医诊所开设焦虑抑郁专科门诊。多年来帮助无数患者恢复健康与快乐，尤其是帮助了很多经历药物治疗、心理咨询后仍得不到有效支持的患者。慢慢总结出一系列整合中西医学、心理学、心神修养等领域的治疗方案，为焦虑抑郁的康复提出更全面、宏观、系统的治疗思路。

作者从初识五行针灸起，一直致力于相关的教学、科普工作。2016 年被正式任命为首批五行针灸授权讲师，以及初、高级五行针灸师评鉴考官。

内容提要

  这本书的主题是关于焦虑、抑郁，但也并不只是针对抑郁人群的。作者经由自己的个人经历与临床经验，以焦虑、抑郁为线索，尝试从一个更为宏观的角度跟大家聊一聊"心"、抑郁、痛苦与生活，深度探讨了关于压力、情绪、意识、健康乃至生命的方向等诸多议题的共同本质，涉及心理（情绪思想）、心神（精神意识）、中医（身体能量）等主要层面。

  全书内容分为三个部分：对焦虑、抑郁、压力、负面情绪的来龙去脉的讨论，多维度的自救与自我修养方法，以及中医治神、养神的方法。

自 序

关于我的抑郁：很久以前的一场梦

回想起我自己的抑郁，不过是四五年前的事，却似乎已经是一个很遥远的记忆了。作为一名医生，我仍能够理解抑郁症患者的感受，这种理解更多的是一个"坑"外之人看"坑"里之人的理解，或许用"看得懂"比"理解"更合适。但关于我自己当时的感觉，已经让我觉得有些虚幻了。

当人处于抑郁状态时，最怕听到的就是"你就是想太多了""你有可什么抑郁的"……站在我今天的视角来看，当初的自己确实是想得太多了，也确实没什么可抑郁的。我妻子也曾经历过一段产后抑郁，她在恢复之初说了一段让我印象很深的话："人在陷入抑郁之时，就像眼睛被两片叶子给挡住了，叶子上写着'痛苦'，除了痛苦之外我什么都看不见。当我把叶子摘开的时候，我才发现，痛苦是多么地虚幻。"

但不得不承认，这两片叫作"痛苦"的叶子怎么拿下来，才是大家所关心的。

1. 入梦

我想，回顾一下这场很久以前的梦，还是有价值的。

我第一次出现抑郁状态的时候，大概是临近第二次高考时，算不上严重，但就是无心向学。当时我是意识不到所谓抑郁的，只记得有一次我的好朋友说我："你上了三层楼，叹了四次气。"第二次，是在大三的时候。第三次，是读

1

研的时候。我只记得一些零散的场景，自己神情灰暗，整日唉声叹气，对未来的人生毫无希望。

关于这几段记忆，真的很模糊了。现在，非要让我去回顾自己的学生时代，我想起来的更多的是那些美好的日子：那一年高考失利，我进了一个"复读班"，进班的第一天本该是孤单落寞的，谁想一个胖子扔过来一个苹果，不记得他后来说了什么，反正现在他是我最好的朋友之一；现在的妻子，大学时期还是女友，我们手拉手逛超市；现在许久不见的师兄弟们，当年每天都在一起，压腰、拉筋、站桩、练功；读研的时候，几个好朋友一起吃路边摊，穷得叮当响却吃得美滋滋，然后有一个人说："十年之后我们还记得今天的路边摊吗？那个时候我们会是什么心态？"

此刻想想，差不多正是十年之期了！

再后来，真正的抑郁发生在毕业之后的第二年，也就是 2014 年。这一段经历还算记得清晰。那个时候我刚开始学习"五行针灸"，实际上我是学开中药方出身，对针灸并不熟悉，只是因为真的喜欢这门调神方法，毅然舍去自己引以为豪的东西，进入了自己最不擅长的领域。

喜欢归喜欢，我是真的不擅长，这对我自信心的打击几乎是毁灭性的。有一天，一个抑郁症的患者跟我说："大夫，你们这些没有抑郁过的人永远都理解不了我们的感受。"这句话刺激到我了，从学中医开始，我就一直自认是个"天才""学霸"，我怎么可能允许一个人说我不懂？

现在想想当时的我是多么傲慢，或者说是自卑，完全容不得别人否定自己。

或许不完全是因为我的傲慢吧，当时我也是真想知道抑郁到底是怎么回事。既然我已经下定决心要投身于生命与健康的领域，那么搞清楚"人"是怎么回事，对我来说就是一个充满诱惑的话题。反正，后来我就真的抑郁了。

傲慢肯定是原因之一，其实它背后更多的是一种自卑，总需要一种高人一等的优越感来装点自己。尽管有时候我表现得很谦虚，甚至卑微，事实上骨子里的优越感却是一直都在的。

若要再深究下去，可能是源于我小时候留下来的不安全感。在那之前，我一直不觉得自己是一个招人喜欢的人，似乎被喜欢是一种交易，而交易的筹码就是我足够优秀、高人一等。所以我在很长一段时间里是活在危机感之中的。这种危机感，让当时的我草木皆兵，无端地放大成对未来、财务、家庭、人际关系的担心。

这些危机感在我决定改变职业发展方向之后，一下子爆发出来。我开始变得惶惶不可终日。

2. 离幻

此刻，其实我不太能回忆起到底什么叫"惶惶不可终日"了。可能真的像那个患者所言，没得过抑郁的人很难理解那种感觉。即便是我得过，现在也只剩下一抹遥远模糊的感觉。只不过，现在的我似乎手握着一张地图，一张自己走过的地图，我不再对患者的无力与绝望感感同身受，但我能理解他们的内在世界到底在经历着什么。

这个好起来的过程，我都经历了什么呢？

一开始，我并没有因为五行针灸的治疗好起来，现在想想可能有几个内在的原因。

其一，我莫名地想要找到一条"自助"之路，而非依靠外力。我也不知道为什么会有这样的想法，我就是很想找到这条路，然后分享给别人。说不好到底是所谓的医者慈悲，还是想要证明自己存在的意义，抑或只是不相信任何人。

有时候太艰难了，也想过要退却，但终究"放过自己"不是个容易的事。有时候我们真的分不清楚，到底是该及时止损，还是死磕到底，有时候成长的路就是一场豪赌。当然这是现在的想法，当时的我哪有什么退路？我也并不知道，认了这个怂，去找谁或是什么方法就能解除我的痛苦。

其二，是羞耻感在作祟。一直以来，我伪装得很好，没人知道我的真实感受，当然我说了别人也不一定就相信。外表看起来，我的生活还是不错的。当时最直接的想法是，如果让人知道了我不够强大，我就会失去很多资源。如果说恐惧是抑郁的内核，那这个羞耻感就是这个恐惧的一个重要组成部分。

这一阶段，我学习了很多东西，大体都是心理学的范畴。对我而言，学习这些东西本身是乐在其中的，至少现在回忆起来是这样。这让我再次怀疑，我是不是真的抑郁过？还是"少年不知愁滋味，为赋新词强说愁"？回想起来，那段四处求学、如饥似渴的日子也是挺有意思的。

无论如何，再次读到自己当年写下的一些文字，还真的是有很多阴翳气息的，即便当时的文字中我已尽力表现得很好。现在看起来的"四处求学、如饥似渴"，以当时的心态，可能叫作"四处求救、焦躁不安"更合适。我只能说，痛苦果然与现实无关。

大约在 2017 年，我迎来了第一个质变的转折。当时我通过五行针灸业内的评鉴晋升为讲师，跟老师们接触的机会也多了一些。有一次盖老师为我们这些老学员治疗，我第一次坦然承认自己状态很糟糕。那天盖老师给我做了一次强有力的治疗，那是我第一次知道什么叫"一键重启"。在此之前我很少接受针灸治疗，一部分原因是找不到我愿意信任的治疗师。虽然妻子也是一名五行针灸师，但那个时候我们的关系也处在"权力斗争期"，似乎接受她的治疗就意味着承认她比我强。另一部分原因是我特别怕疼，特别特别怕那种。

我当时其实也不太想完全摆脱抑郁，因为我觉得自己还没整明白呢。仅仅心理学的学习似乎还不够，还有很多有关抑郁的东西是无法解释、也无法落地执行的，我留着这个东西好像还有用。当然这也是我现在的想法，当时好像是模模糊糊这么想过。我也问自己是不是有病，非得跟自己较劲？难道学习就非得折磨自己吗？难道就没有不痛苦的成长之道吗？

大约是 2017 年年底，我开始接触禅修。以前也不是没接触过类似的东西，可能是之前的好转，让我有了一些"暂停"的能力，虽然我还在痛苦之中，但至少我可以安静地坐下来一会儿了。我所学习的这个流派最吸引我的大概是它的理论，这是我至今见过的对人类的精神世界和身心关系描述得最为通顺、细致、完整的流派。我想我可能找到抑郁这张"地图"的最后一块拼图了。

印象中大概是到了2018年年初，我就极少再出现抑郁情绪了。后来的几年里，也不是没有过抑郁情绪，但总归心里是踏实的，既然有"地图"在手，就不怕迷路。在2018年之前，如果你问我，再让我重新走出来一次，我有没有信心？我大概是没有的，甚至是不愿回首的。在那之后，你若问我，我想应该问题不大。当然我也是心怀敬畏的，不敢像当年一样桀骜不驯，但心中也确实不再害怕这个事。

再后来的几年里，因为有了禅修训练带来的"内观"方法，我开始尝试从"气""能量""神"的角度，去体会、描述抑郁时我们的身心到底发生了什么。至此，我才再次回到中医的领域，回归自己的老本行。因为在此之前，我其实并不能完全理解针灸跟人的精神活动到底是怎么建立联系的。关于这一部分，经典文献的记载较少，可参考的东西真不多，更何况我并不是那种愿意止步于理论的人，我更希望眼见为实。

走到这一阶段，我的不自信、不安全感，大概是去得七七八八了。想来，自信的建立一部分来自清理过去的一些旧伤，另一部分来自实践中获得的成果。从更深的角度来说，是来自回归于冥冥之中的人生正轨，让我莫名地知道"我是对的"，对过往、对未来、对脚下的路都不再怀疑。

3. 梦醒

最后，若要问我现在对痛苦的看法，我想，痛苦确实是一个机会，一个成为真正的自己的机会。当我深陷痛苦时，觉得这句话就像是一碗不咸不淡的无味鸡汤，但现在看来这的确是事实。后来我想起一件事，曾有一个人问我："如果给你无限的金钱，你会干什么？你会选择什么样的生活？"当时我想了很久，差不多半年之后，我说，我想追寻精神上的更高智慧，帮助其他人获得精神与现实上的自由和愉悦。

然后那个人跟我说："那你从现在就开始做这件事吧。"现在回想起来，或许没有抑郁，我也会走上这条路。但抑郁这件事，确实让我有机会做得更细致、更高效。

痛苦就像是挡在眼前的两片叶子，一旦把它拿开，才发现痛苦是多么地虚幻。当然我并不觉得已经永远地摆脱了痛苦，但至少可以看清它的本质，撇清与它的关系。如果我们可以将痛苦当作一场训练，我们都会从中得到生活的嘉奖，或许是幸福的家庭、成功的事业，或许是充满爱的关系、健康的身体……

而事实上，这一切更像是一场人生大梦。

佟博然

2023 年 6 月记于北京

目 录

第三章　从中医角度看抑郁

附录

后记

第一章

对焦虑、抑郁的反思

本章节中，请着重留意以下几个概念：

- "抑郁铁三角"
- 旧伤
- 心力
- 走出抑郁的五个阶段

一

抑郁的起因：身与心的双重交错

很多人在抑郁状态下都会问这么一个问题：为什么会是我啊？

综合各个领域对抑郁的认知，我们先梳理一下。

西医学：抑郁，就是大脑里的各种化学物质失衡和脑电活动异常。那么，大脑功能失衡的原因又是什么呢？如果穷根究底地问下去，暂时还是解释不了的。

心理学：抑郁，是愤怒转向自身、自我意识受压、情绪不能流动，以及来自成长经历、家庭的影响，等等。心理学家会认为，抑郁的原因来自心理问题。走过抑郁的人都说："抑郁，是为了成就更好的你自己。"这更像是一种安慰，但我保证，这是真的。实际上，抑郁康复的过程，本来就是一个清理旧的创伤、提升心力的过程。

中医学：抑郁，是一个情绪与脏腑相互纠缠的问题。抑郁的病机是肝郁、气机不畅、阳气不足、痰浊蒙蔽心神等。从中医上来说，身、心是一体的，七情内伤会导致脏腑出问题；同样地，脏腑出了问题，又会导致情绪出现问题。

综合以上内容，就是身、心两个大的因素。

1. 先说心

从病因、源头来说，心理学对抑郁的认识是最值得参考的。也许有人觉得，我没什么心理问题啊！心理咨询我做过，没有用啊！

但是有几个问题不能否认：

1）我们是一群对自己要求很高的人（当然，这个高要求可能来自父母、伴侣、领导等）。

2）我们是一群善良、温和的人（即便在家里很暴躁，在外面仍然是个老好人）。

3）我们是一群善于自我批评的人。

4）我们是一群责任心很强、从不给别人添麻烦的人。

5）我们是一群不善于表达情绪的人（即便是失控泪奔，仍想着控制、转移注意力、翻篇……）。

6）我们是一群希望自己理智、摆脱情绪的人。

7）我们过的不是自己想要的生活（即便一切看起来都是对的，可似乎又不是我想要的）。

8）我们是一群深谋远虑、对未来充满担心、希望将未来掌控在手的人（比如，喜欢工作稳定、持续，有计划地变动……）。

9）我们是一群不能让别人说自己"不好"的人。

10）……

做人难道不就是这样吗？还真不一定。仔细看看不难发现，这里没有一条是真能实现的，而且不只是你做不到，没人能做得到。如果你说，某圣人能做到啊！此刻你已经被第1）条里的信念卡住了。

总结起来，这些模式指向这样几个词汇：恐惧、牺牲、批判、羞愧。

我们的生活是充满恐惧的，怕失去现有的经济状况，怕永远贫穷，怕孤独，怕死，怕生病，怕卑微……

我们会说，我必须……否则……，只要……就能……

- 只要孩子能考上大学，他就会有个美好稳定的前途。
- 如果孩子考不上大学，他就会没有机会，贫穷，卑微。
- 我不能哭，否则我会被瞧不起。
- 我不能认怂，否则会被整个家族、团队、社会抛下。

这就是牺牲，为了那些"必须"的目标，失去了我们内心真正渴望的东西。

"必须""只要"并没有那么容易实现，因为"我不够好""我不被喜欢""我没有能力"，这就是批判。孩子的"必须""只要"也没那么容易实现，因为"你不够好"，自卑、羞愧、忧虑、负罪感就这样从父母到孩子蔓延开来。

然后，自卑—羞愧—害怕—牺牲—丧失自我，他们形成了一个互相放大的死循环。

可能你最不能理解的就是那些"迷之自信"的人，对深陷抑郁的人来说，那可能是一种盲目乐观的心态。

2. 再说身

"恐惧、牺牲、批判、羞愧"的下一步就是"消耗"我们的心力。当心力消耗殆尽时，我们开始失去对生活的热情、活力、乐趣、创造力、信心、希望、安全感，等等。

在中医的领域中，"心力"也是一种实体化的能量，它并不是一个态度问题。它就像是脏腑、经络中的"气"一样，虽不能观测，但可以在我们的身体上被直观地体验到。从西医学的角度而言，我们则会看到相应的脑和神经系统的异常活动。无论哪一种理论，都在表明，心力消耗殆尽所出现的种种抑郁表现，是生理性的，是不可抗拒的，是不随意志而改变的。

从我曾经的体验而言，我们这样一群活在一种"无效努力"中的人，可能觉得自己的努力都是别人无法理解的，常年地超负荷学习，超负荷工作，超负荷家务，超负荷反思。尽管这可能不是别人所需要的，但我确实在为此而倾注精力；有时即使表面上是在懒散、拖延，但心里一直在努力做点什么，并不想真的让自己颓废下去。只是事与愿违，越是想使劲，就越是觉得无力。

直至我们的心力、体力透支，甚至濒临耗尽；我们的神经系统开始失控，大脑处于紧绷状态，甚至睡着了也不曾休息。我们长期处于应激状态，惶惶不可终日。

我们都知道，在极度疲惫时，精神有多么脆弱：当我们困到要死而孩子还在哭闹时，想要控制情绪简直是不可能的；当身体各种难受时，哪里还有余力去反思我们的生活；脑力耗尽、神经紧绷时，放松大脑已经是种奢望。

这就是所谓的心力枯竭、神经系统的崩溃，当这一现象出现时，坏情绪已经不是一个单纯的心理问题，而是一个不可控的生理反应。

总而言之，抑郁症起于一系列的不良心态，进而造成了心力的枯竭、神经系统的崩溃，最后身、心的失衡形成一个互相放大的恶性循环。整个抑郁康复的过程，要做好身、心两条腿走路的准备。

二

抑郁是个什么状态：失控、无力

抑郁症除了抑郁本身的痛苦之外，最难受的一个地方就是得不到足够的理解，倘若身边有一个能够理解他的人，不治都会好一半。

但是抑郁的状态确实很难用语言描述，这让我想起了"佛祖拈花，迦叶一笑"的故事。当然这个典故说的是开悟境界，而抑郁的"不可描述"则说的是一种病的境界，共同点在于都是"心"的事，除了当事人，谁也不能完全理解。

那我试着给大家分享一下，抑郁症当事人的感受。一来，让作为亲友的读者更有效地支持自己身边的患者；二来，可以让患者了解自己的处境，以便有效应对。

现象上，所谓抑郁就是一种"现实中的困境与主观上的痛苦感受不相符的状态"，这种不相符是生理性的，不随意志而转移。

内心层面，抑郁的人不是不努力，而是心力消耗在"干着急使不上劲"上。所以，即便他们很懒、很放纵，事实上，他们心里的努力不曾停止过。在努力的背后，他们的心里往往有着巨大的危机感，压得他们不得不努力。可能他们想要去做的事情，对他们来说过于庞大，超过了他们当时的能力范畴。为什么用"庞大"一词呢？意思是他们心中想的可能不是一个简单的事，而是将一大堆的困难笼统地看成一件事。比如，一个抑郁的学生，想到的可能不是眼前作业怎么写，而是未来半生的规划，对任何人来说，这都是一个无从下手的庞大事件。当我们面对庞大的、远超自己能力的压力时，就会做也不是放也不是。我们只能卡在这个不上不下的尴尬位置，既得不到休息，也没有实质性进展。

抑郁会出现"不受意志控制的负面情绪与想法"，莫名的恐慌感，甚至是惶惶不可终日，但又不知道在怕什么。

有时负面的情绪、想法很多，而且不受控制，不是想停就能停下来的。自责、嫌弃自己、自卑，这些感觉也是不受控制的。

他们可能会陷入无法摆脱的无力感，做什么都觉得无力，以至于没有兴趣，看不到希望，进而绝望恐惧。而且，外部力量比如安慰、鼓励、打鸡血、刺激、鞭策、逼迫等，都很难消除这种无力感，反而会加重他们干着急使不上劲的无力感。在他们眼中，这种鼓励，只能让他们已经努力到崩溃的心，感觉还需要再努一把力。

总结为两个词，就是"失控""无力解决"，这就是外人最难以理解抑郁症患者的部分。

三

抑郁的内核:"抑郁铁三角"

有的人说,不要给抑郁症患者随便"贴标签"。我倒是有不同意见。我们比较一下这两个态度。

A. 你情绪低落是因为你存在不足,你要努力改变自己。

B. 你情绪低落不是因为你不好,只是你的"心"受伤了,"心"养好了,伤就好了,而且养伤的过程是有方法的,是可控的、循序渐进的。

哪一个会让你觉得更舒服?大多数情况下,后者更容易让患者感到安慰和希望。很多患者得知自己是抑郁症时都会有种如释重负的感觉,似乎终于找到了一个可以原谅自己的理由,这就是改变那种"不上不下""干着急使不上劲"状态的重要契机。

这"心"的伤到底是怎么回事呢?这就要谈到抑郁症的这个模型,我称之为"抑郁铁三角":自我攻击、情绪积压、神经疲劳,分别对应于我们的"思维""情感""身体"。

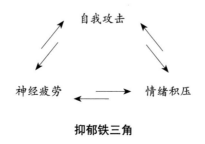

抑郁铁三角

这三个问题，一旦形成一个死循环，就会互相促进，人的那种无力与恐惧就会被莫须有地放大，像一个漩涡一样将人不断拉向深渊。

1. 什么叫"自我攻击"呢?

自我攻击，也就是我们对自己过分地苛求，全面地自我否定，甚至不加拣择地将一切层面的挫败都归因于自己有问题。下面就来说一说自我攻击的一些常见表现。

> · 自卑。我们总会有一种底层的预设，我是不被喜欢的，除非我优秀，除非我有能力，除非我好看，除非我善良……
>
> · 苛责。经常表现为怕被批评、完美主义、内疚，严重的时候会把所有不好的事情都归因于自己，别人吵架怪自己，被别人欺负怪自己，赚不到钱怪自己，离婚了也一定是自己做得不够好。
>
> · 自我否定。比如，我做得不够好，我的什么东西不够好，常表现为我的钱不够多、我的职位不够高、我的学问不够好、我的技术不够好、我长得不够漂亮……

在这个过程中，我们甚至会将能力的不足、经验的不够、某一件事的失败等细节问题都上升为"'我'很糟糕""'我'是个完蛋的家伙"，这就是"全面的自我否定"。

这个"自我攻击"与"反省"仅一线之隔。

> · 反省是这样的：哦? 这里我做得不够好，改一下，就更好了。
>
> · 自我攻击是这样的：哦? 这里我做得不够好，哎，我真糟糕。

很多理论会说"我是一切的根源""不要做受害者""诸事不顺反求诸己"。反求诸己，是让我们从自身找"出路"，而不是否定自己。

如果对这一点产生误解，对抑郁症患者来说几乎是致命的。不客气地说，很多人本来不抑郁，就是那种"自我攻击式的反思"让他们进入抑郁状态的。

想当年，我就是这么把妻子推进抑郁的。当时我家孩子刚出生，我爸妈来帮我们照顾孩子，两代人的很多观念不一样，妻子自然有很多不满意、受委屈的地方。我就一直给她灌输"我们没办法改变别人，就只能改变自己"，"婆媳关系不好就一定是你做得不够好"，我甚至会深入挖掘"你到底哪里做得不够好"。

有时人们会喜欢用"忏悔"的方法。原则上来讲，忏悔是有助于消除内心罪恶感的，但忏悔不好也会进入自我攻击模式。重点在于要让忏悔的人感到自己是被接纳和原谅的，感受到有爱的连接，而不是被批评和讽刺的。

曾有一对夫妇来我这里看病，他们每天诚心忏悔，结果几年下来，越来越觉得自己"猪狗不如"，抑郁很严重，身体也越来越糟糕。

那些骨子里不觉得自己被爱被喜欢的人，可能更适合其他的方法。

自我攻击产生的原因有很多，最值得一提的是，因为被外来的各种评价、态度而灌输的自我定位。比如：你要善良，说明你还不够善良；你要努力，说明你还不够努力；你要坚强，说明你还不够坚强；你身体不好；你长得不好看；你出身不好；你必须做人上人；你应该安于平凡……与此类似的还有"限制性信念"，比如：赚钱很难，男人都是不可靠的，社会是黑暗的，你只能靠自己……

除此之外，以下的有关情绪积压、生活带来的创伤、没有得到满足的基本需求，也是产生自我攻击的重要原因。

2. 什么叫"情绪积压"呢?

如果一个人说你不懂他,多半是说你不懂得他的伤。

我们从小就在不断面临各种精神创伤,被否定、被恐吓、被控制、被忽略……这些伤害造成的各种情绪都是积留在身体里面的。并不是说,事情过去了、忘了就没事了。没那么容易忘的!仔细地反思我们今天的每一个情绪,其实都是过去旧伤的再现。

比如,夫妻之间吵架,因为一双袜子没洗、某一天回家晚了,或者忘了生日。单纯就事论事至于离婚吗?当然不至于。可为什么,那一瞬间我们就那么气愤呢?是因为他一次又一次地忘了洗袜子吗?似乎也不是什么天大的事。那是因为什么呢?

> · 是因为过去的你经常被迫承担很多家务吗?
>
> · 是你过去经常被人呼来唤去,不在意你,不珍惜你的劳动成果吗?
>
> · 是勾起你了心里的不甘、委屈、愤怒、负担、沉重感吗?
>
> · 是因为你过去总是被忽略,总有一种自己不重要的感觉吗?

貌似这样联系起来,你会发现,袜子背后有很多过去留下的情绪,它们只是被这双袜子引发了而已。当这些旧伤积累达到了某个临界点,我们就可能再也压制不住了。芝麻大点事,哪怕是个眼神,都能炸出一仓库的陈年旧账。

3. 旧伤是怎么留下来的?

(1)精神上的缺失感和不被满足的需求

《黄帝内经》(简称《内经》,包括《黄帝内经素问》和《灵枢经》)中说人要获得深层的身心健康,就必须做到"精神内守、恬淡虚无",与此相反的就是追逐"欲望"。"欲望"——是来自人们在精神层面的最基本的需求。

这些基本需求,在五行学说的分类方法中被描述为这样五大类。

· 木：想要掌控与前进。掌控感，充满希望，成就感，胜利的快感，自由不被约束。

· 火：想要喜欢与连接。被爱、被喜欢，拥有表达爱、喜欢的能力与机会，做好人。

· 土：想要积累与融合。被关怀、理解、帮助、陪伴、重视，富足感与舒适感。

· 金：想要价值与不同。与众不同，价值感、意义感，被认可、被尊重。

· 水：想要安全与探索。安全感，可以隐藏，不被关注的自由行动，保持流动不静止，探索。

这些最基本的需求既无法被彻底地满足，也无法被永久地压制。或许在成年之后的精神成长之中，我们有机会超越这些欲望，但在童年的养育中，这些欲望应当被尽可能满足。在童年的早期，尤其是幼儿园以前，乃至襁褓之中，这些欲望还不能被称之为欲望，只是人之常情。如果这些需求中的某一些部分没有被满足，它们将会变成一种深深的"夙愿"，以至于我们会在一生中不断地追逐这些不曾获得的基本需求。不仅是童年，即便在成年之后我们也仍在不断经历各种的不被满足，甚至剥夺。

然而后来的追逐，只能让我们获得暂时的满足感，并不能真正满足最初的遗憾，所以我们的追求总是无止境的，这时需求就变成了"欲望"。

任何一种需求没有被满足，都会导致我们感到"我"是残缺的、不够好的。这种残缺感，正是"自我攻击"的来源：我是不被喜欢的，我无法控制我的世界，我是不被关注的，我是没有用的，我是不安全的。

（2）没有被安抚的创伤

很遗憾，在现实生活中，童年时这些基本的需求，不可能被完全地满足。

好消息是，这些与生俱来的、童年经历的未满足，并不会伴随一生。而且，随着年龄的增长，我们也必然要面临更多"需求无法被满足"的残酷事

13

实。这些未满足也并没有让我们陷入万劫不复，反而让我们日益强大。

这些需求无法被彻底满足，也不能被永久压制，唯一的出路就是"共存"。我们常听到的"接纳""允许""宽容"，正是对共存的一种态度。"适当强度的创伤 + 有效的安抚与帮助"，这构成了人们逐渐学会与需求共存的必要素材。

这些需求上的未满足感，之所以会变成创伤、自我攻击，有两个原因。一种可能，是过早承受了我们承受不了的缺失，比如：

> ·从小被过于严苛地要求。
> ·童年早期被迫与父母分离。
> ·成长阶段的物质匮乏。
> ·过早地被要求独立、懂事、承担责任。

另一种可能，是我们承受了某些未满足，却并没有得到有效的安抚或者情绪上的释放。比如：

> ·有的人，小时候是不许哭的，哭了要挨揍。
> ·有的人，委屈是不能说的，说了父母会告诉你，他们比你更委屈。
> ·有的人，害怕是不能承认的，承认了是会被嘲笑的。
> ·有的人，"想要"是不能说的，说了就让父母很为难。

这些未满足的需求，会造成大量的负面情绪，如委屈、怨恨、愤怒、不甘、嫉妒、悲伤、害怕等。如果有一个人可以哄一哄、抱一抱我们，或者听我们诉说一二，这些负面情绪便会随风飘散。而那些无处表达或者不被允许释放的情绪，久而久之，让我们习惯于不再表达那些情绪。比如有些人可以很自由地说"我生气了"，却很难说"我害怕"；有的人很容易说"我爱你"，却很难说"不"。

那些没有得到安抚或者释放的情绪，在生活中不断重演，不断加深。

甚至有些情绪，我们自己是很难命名的。比如有时候我们特别难受，跟朋友聊天，朋友说："你的意思是说，你们之前的误会让你很觉得很委屈？"你可能会有一种"对对对，我就是那个意思"的感觉。这种被看懂的感觉，让我们觉得一下子就得到了深深的理解与安慰。

但如果在我们成长的过程中，积累了太多没有被看见的情绪，就会出现那种"说不清楚"的感觉。有时候当事人自己都不知道，自己到底正沉浸在一种什么样的痛苦之中。他们最渴望的就是，有人能够看懂他们的感受，或者帮他们说出他的感受。

这些想表达又不能表达的情绪，忘又忘不掉，说又说不出，就会留在身体里面，我们只能努力压制、批评这些情绪，于是就变成了自我攻击。比如，我不能"想要"，我不能害怕，我不能软弱，我不能愤怒。

（3）回避感受

回避某种负面的感受，这也是一种情绪积压。我们不可能通过"解决问题"或者"回避问题"的方式来永远地躲开某种需求的未满足。事实上，对于负面的感受，我们应该报以一种宽容接纳的态度，或者说，练习耐受这些感受，直到有足够的心力与之共存。

《道德经》说："受国之垢，是为社稷主；受国之不祥，是谓天下王。"我们对这些负面的东西，有多大的承载力，决定了我们能够获得多少美好的生活。

> 比如一位画家，从小被父母嫌弃，后来偶然发现自己在绘画上很有天分，取得了一些成绩，父母变得很为他而自豪，于是他就玩命地学画画，后来成了著名的画家。但现实中，无论他如何优秀，还是有人对自己表示不喜欢、不友好，最后因无法承受这种不被喜欢的感觉而崩溃。

> 这个人是在通过获得成就、荣耀来逃避"被嫌弃"的感觉，然而，"有人不喜欢我"是不可能完全消失的。

4. 什么叫神经疲劳*？

"自我攻击""情绪积压"是所有人的普遍现象，只不过程度不同而已。只有当"神经疲劳"出现时，才会将"抑郁铁三角"的循环引爆。

人在困倦、疲惫、紧张、压力、脑力消耗过度等情况下，神经系统会处于一种紧张的状态。这种紧张的状态会让人的负面情绪被"莫须有"地放大。

关于神经疲劳，举一个生活中的例子：

养过孩子的人都知道，比较小的宝宝都会有一个叫"闹觉"的现象，就是说不管多乖巧的孩子，在睡前或者特别困的时候，都可能变得情绪激动，不讲理、发脾气、不听话。

神经性疲劳，也是一个很正常的现象。但如果一个人长期处在这种状态下，慢慢地人的神经系统就像是"拉太久的橡皮筋"——松不下来了。某一天，神经疲劳、负面情绪与负面想法，开始互相放大，"抑郁铁三角"的死循环便正式宣告上线运行。

会不会爆发死循环，这个很难预测，所以医学界普遍认为"抑郁症是不可预防的"，因为"自我攻击""情绪积压"和"神经疲劳"几乎是人人都有的。但据我个人的观察，死循环的爆发会有一个重要的诱因，即"心力枯竭"，这一部分我们稍后再说。

5. 死循环的出口

原则上来讲，"抑郁铁三角"中的任何一个环节被打断，我们都有可能从"死循环"里解脱出来。

---

* 注："神经疲劳"一词这里采用了《精神焦虑症的自救》一书中的表达。

·有的人适合从调节神经功能入手，通过药物、针灸、正念冥想等来终止异常的神经活动。

·有的人适合从释放情绪入手，那就好好地哭一哭，找个能理解自己的人聊聊。

·有的人适合从停止自我攻击、接纳自己入手，好好梳理反思一下自己的思维认知模式。

四

心力：抗压力的基石

我们会觉得一个人心力越足的时候越有"正能量"，更有勇气、爱心、耐心等。心力越强大，我们能承载的压力也越大，能做的事也越大。

相反，心力越差，负面情绪越多，就越容易感到纠结、懊悔、畏首畏尾，甚至无力与绝望。

随着我自己对身体感受觉察的不断细化，我发现心力其实是一个"实体"。这个实体，就像是经络里的"气"，至少在中医领域里我们可以把它看作一种能量实体。

我们也可以把它称之为"精神力"，但我更愿意使用"心力"一词，这样可以更好地从中医、经络、气血、能量的角度来进一步理解这股力量。

虽说人的精神活动来自大脑，但世界上，不同文化、不同语言中都在使用类似于"心脏"的词汇来指代人的心神意识活动。《内经》中说："心气虚则悲，实则笑不休。"

我们每个人都应该经历过：上了一天的班，回来累得连话也不想说，可是还要应付领导的电话。类似的场景下，我们会觉得每说一句话，都得先"提起"一股劲。

这个劲从哪"提"起来的？就是在胸口心区的位置，这股劲就是心力最直接的表现。因为这个时候我们的心已经没有力气了，只能再使使劲，挤出一点力气来。

心力的生成、消耗与枯竭遵循着一个什么样的规律呢？

简单来说，当人们处于平静、放松、自然而发的状态时，心力是在生成的；而进入"主动的努力"状态时，心力是消耗的。

如果我们将前文中"铁三角"再进一步提炼，那么抑郁的背后一定有一个"用力过猛"的心态。找到自己的用力过猛，是解决抑郁的一个重点。

1. 心力的枯竭

现实中，我们总是充满着各种各样的"意图"，想要表现得好，想要变得富有，想要提升自己，等等。所有的主观意图，都是从心里"提着"的这个劲发出来的。当我们尝试静下来的时候，往往会发现，我们的身体总是在不自觉地使劲。

所有这些使劲，无论是心在"提着"一个劲，还是肩膀不自觉地端起，都意味着我们内部有某种内耗正在发生。

一旦这种"主动的努力"程度过大，就会进入心力枯竭的状态。就像肌肉劳损或者拉伤一样，要么是心再也使不上劲，要么是心一直紧绷着没法放松。这个时候我们的心就像一个充不进去电的电池，已经没有办法通过休息、娱乐、睡眠来补充我们的心力了。这个时候人会出现以下情况：

> · 胸口好像压了一块大石头。这是我们的心在"痉挛"，提着的劲没法停下来。
>
> · 心无力，什么都不想干，就想逃走、躲起来。这就是我们的心"瘫痪"了，使不上劲。
>
> · 充满了消极、绝望、恐慌、放纵，等等。这些是被放大的负面情绪。
>
> · 出现心悸、心慌，甚至濒死感。这是精神层面心的枯竭开始影响到实体层面心脏的枯竭。

基本上追溯到"抑郁铁三角"爆发之前的状态，我们一定会发现这个心用力过猛的迹象。比如努力地解决危机、努力地修复关系、努力地成长、努力地养生、努力地振作、努力地想搞明白，甚至是努力地放松。

这就是为什么我说，抑郁症看起来懒散，实际上他们心里的那种努力是没有被看到的。所以他们最怕听到的就是"你要坚持""你要努力改变""你要相信自己"。

反而，他们最想听到的可能是"没事，放弃吧，不用再坚持了"。毫不夸张地说，"放弃"是抑郁必经的出路，要么放弃生命，要么放弃努力。

2. 让主动努力的心停下来，是恢复心力最有效的手段

那"放弃"之后，我们会变得消极、无所事事、了无生趣吗？不会。事实上正好相反，我们会变得更具有生命力。

这里的"停下来"，不只是将"努力做什么"停下来，同时也要把"努力不做什么"停下来。这时我们会进入一种"自然而发"的流动状态。

米哈里·契克森米哈赖在《心流》一书中提到了一种忘我而专注的状态，即"心流体验"。这是一种平静而专注的状态，当我们处在其中时，似乎忘记了时间，忘记了目的，只是单纯地享受其中的过程。一切都是自然发生的，似乎并没有一个缜密思考的过程，但却又做得行云流水。这时，人的心力是在源源不断地生成的。

也有人说，他在投入做某件事的时候很舒服，但做完了就会觉得很累，这一点值得注意。这样的现象，意味着我们在投入的时候处于一种狂热的状态，而非平静。这种狂热，也是一种"用力过猛"。在深入心流体验的过程中，我们也应慢慢觉知其中诸多不易察觉的"用力"，以便进入更深层的心流体验。这个过程中我们当谨记一个原则：既不人为强化，也不人为压制。主观体验上，这可以描述为一种"不过脑子的简单应对状态"。

也许有人会想到，有很多身心修养的观点中都会提到"保持觉知"，这似乎与心流体验的"忘我"是相冲突的。实际上二者是一个交替渐进的训练过程。首先应该优先进入自然流动的、行云流水的状态，在此基础之上，再逐渐训练自己保持觉知。

　　起初，这种由心而发的状态，可能不一定都是"正向"的，也有可能会带有一些负面的情绪反应，如悲伤、害怕、愤怒，等等。这里我们面临一个选择，是优先"自然流动"，还是优先"保持觉知"？事实上当我们优先保持觉知时，我们意识活动可能基于"在观察的我"；而我们优先保证自然流动时，我们意识活动的起点是"无我"的。

　　当我们能在行云流水的自然流动之中，又能保持清醒的觉知时（这时的觉知也是自然流动的），我更愿意把这个状态称之为一种"贯通"状态，这时可以感觉到我们的言谈举止都源于一个"后台"。这个后台就是心的本原、自我意识的源头、精神力的源头，也就是真正的"我"。

　　不只是运动，即便是思考也可以进入"贯通"的状态。比如我们端着一杯茶，看着窗外，任思绪自然地飘，我们也会觉得轻松而平静。相反，如果我们主动地、用力地思考一个什么问题，这就不是"自然而发"的状态，而是一种明显在"使劲地想"。

　　如同这个自由飘散的思绪一样，并不是说我们停止"主动的努力"就是什么都不做，事实上我们仍会有想法、有爱好、有想去的地方、有想见的人、有想做的事，而这个时候才是真正的做自己。

　　这个"源头"，姑且称之为"心之源"。越靠近这种"既不人为强化，也不人为压制"的自然流动状态，我们的心越能从心之源中汲取更多的力量。

　　当精神意识流动得越自然、越不受阻碍之时，越会有更多的精神能量进入我们的脏腑"心"，再分化至大脑和其他脏腑。相反，当我们压抑自己的各种精神意识能量流动的时候，如压制我们的情绪、思绪、态度等，则减缓了精神意识能量的流动。同样，当我们的心在努力、使劲的时候，心就是紧缩的、用力的，这时"心"这一入口就处于相对紧缩、收紧的状态，心之源的能量的进入也是减缓的。

　　第一次体验到"贯通""心之源"时，我正看着窗外发呆。当时我住在北京的奥林匹克森林公园边上，卧室有一个大飘窗，我最喜欢在这个飘窗上静静地坐着，看着窗外。窗外从奥森公园一直绵延到北京的西山，触眼所及是一片的绿意生机。这一望，视野超过十公里！

我静静地望着远方，似看也非看，并没有聚焦于任何一个具体的事物上。不知发呆了多久，当我意识到我在"看"时，我感觉到"看"这个动作并非从我这里发出，似乎是从背后发出，穿过我，看向遥远的地方。称之为"背后"，似乎也不精准，而是来自一个"未知之处"。

慢慢地，我开始感受到眼前无尽的绿意，其中充满了生命力。没有什么特别的，就是植物生长中表达出来的盎然生机。而这生机，也来自同一个"未知之处"。

称其为"未知之处"，是因为它不是一个地方，看不到也感觉不到，但又可以隐约地知道，一切的"自然"都是从那里发生出来。这个"自然"，既是大自然的万物生机，也是生活里的自然变化，也是言谈举止的自然而发。

称其为"后台"，是因为它不是"我"，它是自我意识的源头。那也是我第一次体验到前所未有的安全感，远胜于物质、家人、朋友所能给我的安全感——来自真正的"后台"与"靠山"。

3. 略说心力

注：整个"略说心力"部分为拔高内容，若非医学专业同仁、想深入了解的读者，可直接跳过，以降低学习成本。

心力是什么？简单来说，心力就是心的力量。

心力的概念里，包含了这样两个部分：①起心动念的力量。②起心动念转化成的精神能量。

（1）精神能量与"心眼儿"大小

并不是所有的起心动念都会转化成我们的精神力。起心动念，是一个无形的东西，它要转化成有形的精神能量（神气）是以"脏腑心"为基础的。所以《内经》中说"心藏神""心为君主之官"，心为"生之本，神之处"。这个所谓的脏腑心，并不是肉质的心脏。它只是在空间位置上与心脏重合。就像我们说的肾气，也不是肉质的肾脏。但从体感上来讲，肾气出现的位置与肾脏的位置，在空间上重合。

这个从无形到有形的转换临界点，我们可以称之为"心门"。其具体位置就是在胸口的位置，也就是当我们感到"心累"时心累的地方，又或者心累又必须提着一口气去说话时提着一口气的地方。

从心门出来之后，能量运行的主干线称为"心脉"，从心到头顶。这条主干线上最重要的节点是"大脑"。能量会从主干线向外进入奇经八脉、十二经络，进而连接五脏六腑、四肢百骸。心脉向下延伸可达会阴穴，整条通道即"中脉"，是神的运行通道。在神通道上有三个意识中心，分别是上丹田（头部），主思维、想象；中丹田（心区），主情绪、感知；下丹田（小腹），主运动、本能。

所以我们常说一个人"心眼儿"小，其实是一个写实的表达。这个心眼儿（心门）的大小、"心脉"的粗细，直接决定了我们无形的起心动念到底有多少能转化成精神能量，最后表现为一个人抗压力的强弱。心眼儿小的人，确实抗压力差一些，情绪能量的流动会慢一些。

心眼儿大小、心脉粗细主要取决于先天体质。大体上形成了，偏于细腻、敏锐的"高敏人"和偏于粗糙、皮实的"高抗压人"。

当然，无论是偏于细腻，还是偏于粗糙，都可以通过后天的练习，变得既敏锐又皮实。

（2）起心动念的不同层次

作为精神力的来源，人的起心动念是存在不同层次的。

最常见的层次是以我们的"欲望""执着""恐惧"为起点。这一层的精神能量会显得躁动、浑浊、带有攻击性。

当我们释放掉了欲望能量，我们开始认出内在相对平静、自在的"自我"时，我们的起心动念的起点从"欲望"变成了"愿望"。这一层的精神能量相对轻灵、热情、平和。这时我们使用的主要是"自我"层面的能量，只能在睡眠中获得补充。

以自我为起点时，也会有很多层次的变化，每一层的自我的消融，都会让我们精神能量更加轻灵、细腻。

当我们逐渐超越"自我"，体会到心物一元、万物一体时，我们的起心动念从"个体心"变成了"一体心"，或者说是从"小我"变成了"大我"。这一层的精神能量更像是四季更迭、日升月沉、斗转星移、花开花落的"自然生机"。这时我们不仅是在使用"自我"层面的能量，我们开始能够连主动连接天地、自然的能量，以及人类集体的精神力。当然，到底能使用多少，也是一个不断练习、进展的过程。

当我们超越"万物一体的大我"，体会到万物起源的"道"时，起心动念的起点，从"一体的大我"变成了"道"本身。我们的精神活动也变成了"道"的展现，所使用的精神能量，也是直接来自"道"。

（3）不同层面心力的实际意义

这里为什么要提到起心动念的层次呢？

第一，越低层的起心动念，越显得具有攻击性（从另一个角度也可以看作防御性）。在遇到外来精神压力时，越容易发生对抗，或者说是以蛮力应对的。

以"欲望"为例，当这一层面的心脉足够粗大，能够产生足够的精神力时，我们同样可以表现出巨大的社会成就。但同时我们也会相应地感到压力巨大、累、艰难，比如感觉到心累，感觉到胸口压着一块大石头，这就是心力与压力对抗纠缠的一种状态。

而越轻灵的精神能量，在遇到内在的情绪能量、外来的精神压力时，越是容易接纳、包容。同样的工作挑战，那些基于热情的人，乃至心怀大义、悲悯的人，甚至将一切的发生视作最好的安排的人，则更容易感到充满斗志，甚至是享受其中。

越是高维的精神能量，越是细腻、精微。它们在碰到相对粗重的压力、情绪能量时，会更容易渗透其中，并将其瓦解，而不是产生对抗。没有对抗就没有压力，也就是说，当"我"越是薄弱时，压力能量越显得无处落脚。

第二，当我们越接近用"一体"或者"道"的角度看待人生、世界，我们越会发现每一个"自我"与"全人类""全社会""全世界"都是完美契合的，并不存在"消灭小我成就大我"的牺牲，"大我"与"小我"是共荣的。儒家所谓的"至善"，是在最宏观角度上、最大范围的善，是不落入事件的、没有偏帮的、没有情感纠缠的、涵盖一切空间的、贯穿过去未来的大善。如此我们对自己的命运、生活、使命、存在意义将有着更深刻的理解，我们也将获得来自命运层面安全感。

第三，心力的使用是分层次的。有时我们会觉得跟某些人打交道、竞争，或者管理某些人很容易，而另一些人就会有一种"镇不住"的感觉。同样，有一些事、场合我们觉得应对起来很容易，而另一些就会让我们感到莫名感到压力。我们某一层面的心变得很有力量不代表我们可以应对所有的事，对更深层的人、事，我们可能仍然感到无处下手。

综合而言，心力当中包含了两个参数：①心力发起的维度。②这一维度对应的心力强度。

相对而言，越是空、虚、细腻的用心方式，心力发起的层次越接近深层。

在同等力量的情况下，更深一层的心力可以渗透、影响相对浅层的人事物。而浅层的心力，在面对更深层的人、事时会显得使不上劲、无处下手。但实际作用中也不尽如此，当浅层、低维的心力强度远大于深层、高维能量时，同样也会让相对深层、高维的心感到无力。比如，一位内心平和、充满爱、超越了小我的斗争的人，面对另一个充满欲望、焦躁、对抗的人，如果后者的力量远大于前者，那么依然会让前者会感到无力，甚至会被拖入低维的心力层次。

（4）心的张力与自我攻击

心力的强弱，除了与心门的粗细有关，也跟我们的精神活动能否"张扬"开有关系。比如说，一个人的气场是张扬开的、有热情、有活力、有力量的，是有理想、有抱负的、有必胜信心的，则他的神是活跃的，精神力是流动的。

相反，如果一个人显得平平淡淡，甚至死气沉沉、唯唯诺诺、畏首畏尾，那么我们会看到精神能量场是塌陷的、紧缩的、不流动的。

一个张扬的、撑开的精神能量场，在面对外来的压力、负面情绪时，是具有防御力的，内在的负面能量是向外流动并消散的。自信的人，其精神能量场自然是上扬、张开的。

而一个塌陷、紧缩的精神能量场则是容易被侵袭的，内在的负面能量是积累、留存的。其攻击性能量是向内伤害的，也就是"自我攻击"倾向。

很多人不太希望，或者不敢让自己表现得张扬，这与一个人的自我认知有关。从起心动念的层次来讲，低维度精神力的张扬会带有攻击性、狂傲感，也就是我们常说的"自大"。而越高维度的精神张力中，"我"越稀薄，进而会显现出更多的无畏与慈悲。

因为想做"好人"，就不肯让自己的精神能量张扬开，这在抑郁症的领域中是一个很常见的事。但问题是，精神力不张扬开，就不会有流动。没有流动，就谈不上"力"。所以本身具有自我攻击性格基础的人，治疗过程要漫长许多，其中重点就是帮助患者将他的精神能量张扬开。

为此，我喜欢这样一句话："宁做真小人，不做伪君子；先做真小人，再做真君子。"

让精神能量场张扬起来的另一个重要部分就是玩起来、乐起来、开心起来。这一点对于孩子们来说尤其重要。偶尔一时的开心，只能是短暂的上扬，它并不能深入改变我们心力流动的状态。而一个始终对生活充满热情的人、找到了自己人生方向的人、找到生命中乐趣所在的人，则是一种持续上扬的状态，他的背后也会有源源不断的精神能量穿越心门，滋养和丰盛他的精神世界。

对于很多抑郁症的患者而言，他们是不敢肆无忌惮地开心的。很多人都有一种信念，似乎太开心就会有坏事发生，甚至我们会看到有人在教导自己的子女：做人不能太开心。

（5）脑、心与心力

相反，脑是不能产生精神能量的。脑的精神能量来自心，经由心脉供给至脑。

"神"寄于脏腑心时，产生了两个重要功能：一是"自我感"（也就是"我"的感觉），二是"感觉"。

这个感觉包括情感、直觉、灵感，以及对气氛、环境、气（能量）的感知功能。我们常说的用心感受，脏腑心的功能必不可少。

以脏腑心为核心，再延伸至其他四个脏腑，就生出"神、魂、魄、意、志"五脏之神；延伸至眼、耳等感觉器，就生出视觉、听觉等功能。

当我们压制"自我"，或者过度使用头脑思考时，而不使用感知时，脏腑心的精神活动减弱，脏腑心的精神能量流动也随之停滞，脑自然得不到精神能量的供给。这种断流，会导致脑感到危机，进而生出大量不可控制的，焦虑、恐慌、负面的想法。

中医常说"精神内守，病安从来"。什么是不内守呢？《素问·本病论》中解释说："心为君主之官，神明出焉，神失守位，即神游上丹田。"上丹田即头，中丹田即心，下丹田是指小腹。

请体验一下，当我们去感知外部世界时，如果感知动作的起点是在头部，说明我们的意识重心是在脑；如果感知动作的起点是在心区，说明我们意识的重心是在心。

（6）心力的生成——道、心之源、无中生有

作为"个体"的人，无论我们起心动念基于哪一个层面，我们都存在一个"自我"，或执着于自我，或不受自我的牵挂。

自我，与日升月沉、花开花落一样，都是"道"的自然展现。"道"即是"心"的本体——无论是外在世界，还是精神活动，都是道的延伸。道不可以眼见，却可以心感。当我们体验到它的存在时，会体验到它就是"自我意识"的后台、源头。"道"，经由自我而活了出来，也就是说，"道"才是真正的生命主体。而无论是"大我""自我"，还是妄念组成"小我"，都是生命的过客。

所以，从本质上来讲，我们的精神力的最终根源来自"道"。先贤们曾用"真正的我""本来面目""圆满的自性"等词汇来形容，它是所有精神活动的"根""起处"。就我个人体验而言，如果它只是一个"概念"而没有体验时，或者对这个概念有所感悟，但它并未与"自我"建立联系时，用"道"来称呼最为合适。当我们仍活在自我的层面，但能够体验到它就是自我意识的后台时，称之为"心之源""源头"更为形象。当我们跳出"层层的我"，以它为生命起处而存在时，用"无所住，而生其心"来描述更为直接，即"心"从"绝对真空之中""无所住之处"生起。

理想情况下，我们的心力是"无中生有"的、源源不断的，也许我们的身体已经很疲惫了，但心里依然可以充满无穷的勇气、热情与热爱。相反，正是因为层层"我"的存在，导致我们的起心动念隔绝了与"道"的天然联系。那么是强化某一层"我"的心力，还是回归于道的呈现？这也难说对错是非。我想，理智上人们都会倾向于选择道的自然呈现，只是苦于能力上做不到。或者有时我们会担心，"一心向道"会导致我们脱离于社会的现实。毕竟，作为一个自然人和社会人，我们不能逃避生命中的诸多课题。

从我个人所学和经验而言，有一个两全的方案：一面我们可以真实坦荡地展现自己的想法、情绪、需求甚至欲望，另一面我们可以不断练习、强化"相对内在"的一层心，让它变得更有力量。当它足够强大时，就会替换原本粗糙、浑浊的心，成为当下生命的主体。如此层层深入，层层练习，就既能支撑我们努力奋斗获得更好的生活，照顾好家人、朋友，也能慢慢逐渐从欲望、恐惧、自我中解放出来，不断走向终极的自由。这一部分具体方法可以参照第二章"提升心力"的相关内容。

4. 导致心力不足的原因

导致心力不足，大体上有几种原因，不离于"自我攻击""情绪积压""神经疲劳"这个"抑郁铁三角"。

（1）压制自己的想法与需求

一般指的是"自我"被压制、被否定。最直接的表现就是不自信、不敢想、没追求、没理想。因为有很多基于"我"的欲望、情绪，但又想让自己做"好人"，导致精神活动被自己压制。

（2）"心"用力过猛

如果"起心动念"所聚集的精神能量不能转化成现实的行动，就会产生心脉中的能量淤堵，现实中容易出现心悸、心慌，心口压个大石头，进而出现不想见人不想说话，兴趣减退，死气沉沉。其原因可能有以下几种，皆与"用力过猛"有关。

· 情绪活动过于剧烈，情绪能量堵塞心脉。如巨大的悲伤、巨大的恐慌、过于亢奋等。

· 习惯上的用力过猛，起心动念的力量超出心脉的转化能力。一般见于急于求成、追求快速的性格。

· 一时间，面对的难题超出了自己的能力范围，干着急使不上劲。起心动念强烈，精神力原地聚集，又因无法下手而不能流动，最终导致心脉的淤堵。

· 做事不够细腻，囫囵吞枣。不能将难题细化拆分，感觉好像一下子面对一个巨大无比的问题。心在使劲，实际上又解决不了或者解决得过慢。

（3）过往积累的情绪过多

当"心"存储情绪的仓库装满时，会导致心脉堵塞，阻碍精神能量的再生。

（4）精神活动消耗过度

长期的精神力消耗，又因为不能放松，而导致精神力无法再生。如用脑过度、操心过度、努力过度、缺少睡眠、精神长期不能放松。

（5）脏腑层面心、脑的伤害

如寒、痰、瘀血、气滞等病邪的阻碍，脏腑层面气血不足，以及脏器损伤等，都会导致心、脑功能不能正常运作。

5. 如何应对极端的心力枯竭

但遗憾的是，一旦进入了"枯竭"阶段，想要松下来着实不易，尤其是在面对明显的外部压力时。而且，当心力枯竭出现的时候，我们的大脑往往已经失控，负面的情绪、想法开始变得不可控。

如果已经失控到无法有效地反思、清理情绪、沟通、寻求帮助，那么这个时候可能最好的办法是先借由医疗手段将神经系统稳定下来，西药、针灸都是可以考虑的手段。

在我自己的经历当中，盖老师给我的治疗就是这样一个快速解除心力枯竭状态的治疗，当场就感到心松弛下来，逐渐进入心力恢复的阶段。这一部分可以留意本书第三章中有关心力枯竭与心脉堵塞的相关内容。

如果我们实在没有外部资源，也并非没有自救的手段，具体可以参考第三章有关心力枯竭与心脉堵塞的相关内容。

6.心力枯竭的预防

对于那些反复、经常出现心力透支，乃至心力枯竭的人而言，如何避免进入这个恶性循环，是一个重要的技巧。

从我个人的经验而言，体会那种"心里提着一股劲"去做事的感觉，是一个最有效的手段。一旦开始感觉到自己"提着劲"去做事，那就说明已经进入了"消耗"模式。随着这个感觉越来越明显，最终可能会进入心力透支或者枯竭。透支可以通过休息来恢复，但枯竭则往往需要相当长的时间，或者通过医疗手段的介入才能恢复。

所以即便我们不能在"消耗"的阶段识别出来，也至少要在"透支"的阶段识别出来。事实上，在透支阶段已经很好识别了。

曾有一位朋友向我咨询她的问题。她说，随着年龄的增长，越来越容易感到疲惫，精力越来越不足，长期处于心力透支状态，甚至已经累及心脏，出现了心悸、心慌、心区淤堵感等一系列症状。

经过观察，我发现她总是习惯于用一种特别有张力、有激情的状态去与人沟通，她的丈夫也说她是一个十足的工作狂，而且对自己要求极高。

我给她的建议是：从留意自己说话时心区提着的那股劲开始，逐渐改变用心的习惯，也就是把心头提的劲逐渐松下来，用更为轻柔、细腻的用力方式来驱动自己的气场和言语。

这种透支，有时候是因为我们过于急切地去做某件事而用力过猛，另一些时候则是因为被迫承担超乎我们能力之外的事务。

在我们感觉到"提着劲"去做事时，那就可以试着放松下来。这种放松不是意识上的放松，而是一种躯体上的放松，提着的劲就像是一块可控的肌肉，比如攥紧的拳头，经过长期的练习，可以做到想松就能松下来。

起初我们可能不知道如何放松这股劲，那就从感受这股劲开始。感受多了，"心"与它慢慢融合程度足够高了，自然就有了控制权。

五

走出抑郁的几个阶段

按照我的经验，整个抑郁的康复大体上会经历这样五个阶段：对抗期、放松期、休养期、突破期、自律期。每一个阶段的康复策略都是不一样的。其中的线索，可以看作"心力"恢复所处的阶段不同。如果我们在心力尚不充沛的情况下，盲目使用下一阶段的康复策略，就会导致心力的进一步耗损，甚至会跌落至最糟糕的状态。

1. 第一阶段：对抗期

对抗期这个阶段是焦虑、抑郁的重灾区。所谓的对抗即如下述：

> · 努力改变自己的状态，即便改变不了。
> · 努力地解决问题，即便解决不了。
> · 努力提升自己，即便无处下手。
> · 努力压制自己的情绪，即便压制不住。

"无力感""有劲没处使""想上上不去，下又不能下"都是在说这种状态。感觉上往往是被"恐惧""责任""无奈""羞耻""愧疚"之类的情绪给卡住了，仔细观察不难发现，这就是所谓的自我攻击、自我否定在作祟。

这一阶段，也是神经疲劳、负面情绪、拖延、回避沟通等现象最严重的一个阶段。

这一阶段最大的误区就在于将"对抗"与"突破"混淆。

对抗期的人，需要的不是鼓励，更不能用压力催促其前进。这个阶段最大的特点是心力透支，甚至是心力枯竭，显然没有突破困境所需的心力。当有人跟他说"你得想办法好起来"时，这无疑是雪上加霜，增加了"我要去'努力'做点什么"的劲儿，也随之带来更多的心力消耗。

这一阶段我们最需要的就是一种安抚，一种能让我们敢于放松下来的安抚。

这个阶段的人往往是遇到了现实层面的一些困难，比如工作上的困难、学业吃力、人际的压力等。作为家人、亲友，如果能在现实层面给予些许支持，无疑是最有效的手段。

但问题不是总能解决的。尤其是家人，往往也容易陷入一种"怎么办？怎么办？"的焦躁之中。为了摆脱这种焦躁，家人们都会急于告诉患者"你得想想办法让你自己好起来"，实际上这只是在转嫁自己的压力感。

从同理心的角度讲，此时家属所感受到的"焦急""无奈""绝望"就是患者当下的感受。对患者而言，他有一个解决不了的困境；对家属而言，他有一个解决不了的"患者"。

很多时候，作为家属能忍住不说这句话，都是一种巨大的支持，这意味着你在帮他分担他的恐惧。进而作为家属，我们可以借由自己的"无奈"和"焦急"与患者本人的感受建立一种理解，这种理解正是患者最需要的一种安抚。当你承认并接纳你自己的无力时，他反而会觉得"原来你也没有想象中强大，看来我也没那么糟糕"。

当然这也给家属提出了一个艰难的课题，如何面对这种"无力感"。如果作为家属想要帮助患者，从我们自己学习如何与这种无力感共存开始，如何面对自己的无能、面对自己帮不到他、面对失控、面对未知的生活，这可能是一种更加可行的思路。

最后，为了穿越对抗期，除了安抚与承载之外，必要的医疗手段也是要考虑的。如果我们无法在家人身上获得这种安抚与承载，那也可以考虑寻求咨询师等专业人士来给予这种支持。

举一个例子：

有一个小姑娘，在国外上学，患上了抑郁症，休学回国治疗。

第三次治疗的时候，她整个人放松了很多。临走时我跟她说："你这段时间的家庭作业就是学会'懒'，躺着懒，坐着懒，歪着懒，想干就干，不想干就懒。而且最好能懒得心安理得，懒得肆无忌惮。"

她妈妈听见了，跟她说："哎，好好轻松一下吧，这可能是你唯一的一次轻松机会啦。"

当时我就看到，好不容易散开点儿的乌云，瞬间就回到姑娘的脸上。

我跟她妈妈说："没那么夸张吧，人生哪有那么艰辛？"

她妈妈一脸无奈地说："哎，说得好听，哪儿有那么容易。"

当时我也没多说什么。第四次治疗的时候，我跟小姑娘聊起这个事。她觉得，她的生活一直是这样的，从来不敢放松，即便什么都做不了，她依然觉得自己得做点有价值的事情，不然，人一旦松下去，这辈子就颓废了、完蛋了。

第五次治疗的时候，她没有明显的抑郁情绪了，那种在意别人眼光的感觉也好多了，开始有兴趣在家里做一些有趣的活动了。她说她长这么大都没这么轻松过，但她依然逃避上学的事情，一方面现在的专业不是自己喜欢的，另一方面喜欢的专业又不知道能不能学好。她很怕让父母失望，怕自己找不到好工作，养活不了老年的父母。

大约经过3个月的治疗，小姑娘基本能够做好继续出国读书的准备了。可以看出，这3个月给她带来的不只是能上学那么简单，而是她从更深层次修复了自己的安全感，逐渐放松了那种"努力"前行的负重感。

2. 第二阶段：放松期

抑郁症正式进入康复期的标志：症状快速缓解。

"一张一弛，文武之道"，松下来是为了走得更远。但很多患抑郁症的人最怕的就是自己走下坡路，身体、工作、头脑以及抑郁状态，一旦往下走就会引发巨大的恐慌。

要说进入放松期，最有效的方法就是大胆地走下坡路，大胆地"放弃"，放弃努力，放弃挣扎，放弃试图变得更好。

（1）真放弃了，会不会变成一个废人

我很肯定地告诉你，不会。反而松下来后，你自然而然地会进入突破期。究其原因，人类有很多与生俱来的精神追求，当外部条件满足时，我们一定会走向自我实现。

当我们的精神世界有足够的资源，有足够的心力时，生命会本能地带着我们去追寻这些精神层面的需求。区别在于，我们不是"努着"一股劲去追求，而是自然地让想法与行动发生。所有的精神需求都会变成一种美好的追求，我们只是在做"我想做""我喜欢做"的事，无论是什么事，最终都会帮我们成就自己最想要的生活。

不必担心我们因此变得冷漠自私，因为"爱与连接"也是我们与生俱来的精神需求之一，甚至可能是最强烈的需求。

不必担心我们因此变得颓废，因为"前进""创造成就""获得尊重""追求自己的独特"等也是我们与生俱来的精神需求。

进入放松期后，多久才能恢复行动力与激情？因人而异。如果客观条件允许他彻底松下来，可能一两周就会进入突破期；旧伤比较严重的，甚至形成了一种固定的心态、性格的，可能需要几个月甚至更久。

（2）小心"努力放松"

我们太习惯于"主动的努力"，以至于说到放松也会进入一种努力放松的状态。我一般会告诉我的患者回家"懒"着，而不是放松。

　　有个患者，我跟她说："回家每天放松地发一会儿呆。"

　　她说："好，那我每天冥想一会儿。"

　　我说："别冥想，就是待着就行。"

　　她说："哦，那我调息。"

　　我诧异："发呆不会吗？你是怎么调息的，跟我说说呗。"

　　然后我就看到她一脸严肃紧张地深呼吸，拼尽全力地在放松。

　　但生活中有些事还是要做的，比如上班、运动。怎么能继续做，但又放下"努力"的感觉呢？可以把它看作一种身体上的练习，在前文中我曾说过"努力"时心和身体在使劲的感觉。当我们越来越熟悉这种感觉时，慢慢就知道如何放下"提着"的这个劲了。它熟练时，就像操作我们的手掌一样。我也说不清是怎么控制的，但我想握拳就能握拳，想松开就能松开。

　　说到发呆，我们可能会觉得自己思绪纷飞，静不下来。这是正常的，我并不是说要做到"一念不生"，我是说要"自然"。思绪要飞那就让它飞，如果你发现自己有"使劲想"的成分就停一停，没有的话，就继续任其若有若无地游荡就好。就像三五知己喝着下午茶，有一句没一句地闲聊一样。

　　不努力，不一定非得什么都不做，可以像练太极拳一样，找到"内在会偷懒的感觉"，在做事中找不努力的感觉，在不努力的心态下继续做事。有时完全停下来，反而会激发焦虑感。

　　（3）一些放松的小技巧

　　1）利用一切可利用资源，优先保证睡眠

　　由对抗进入放松，最大的障碍就是神经疲劳。脑子里紧绷的皮筋，不是想松就能松的。睡眠是缓解神经疲劳、打断"抑郁铁三角"最有效也是最必要的手段。睡眠的问题不解决，可能一切努力都是徒劳。

　　有时候我们会进入一种虚性的亢奋状态，会觉得自己并不需要睡眠。事实上可能并非如此。所谓的不需要很多睡眠可以理解为"失眠"的一种。我们在陷入这种虚假的亢奋时，会变得：

- 体能下降，不愿意运动。
- 容易烦躁，负面情绪增加。
- 抗压力降低，感到更多的担心和困难。
- 眼睛干涩，脑袋昏沉。
- 思绪纷乱加重，头脑难以清静。
- 专注力、记忆力下降。
- 生命力消沉，更容易感到倦怠，缺少激情。
- 一静下来就会困，比如看书、静坐、冥想时很快就会瞌睡连天。

如果我们在睡到自然醒之后，依然会出现上述的某些情况，那就意味着我们可能需要好好补个觉。

我个人的习惯是，找一个时间，一天或者一上午，关掉手机，找一本比较走心的慢节奏的纸质书。看着看着，原本的兴奋消退下来，并会觉得困倦，那就顺势睡一会儿，哪怕只有五分钟。醒了之后继续，再困了再睡。反复几次之后，就会觉得人彻底放松下来了，也彻底清醒了。那个时候，我们自然不再被手机中的碎片信息所吸引，并且心里感到平静，身体感到轻松，可以停下来了，有能力停下来什么都不做了。

如果遇到了严重失眠，尤其要重视医疗层面的支持，包括西药，也包括艾灸、针刺、中药、营养补充剂等。虽然有一些方法是有副作用的，但即便它们有副作用，相比之下也比睡不着要好。

因为只有在充分睡眠之后，神经疲劳才可能松弛下来，这是"硬件"层面的需求，是任何心理、认知、情绪的治疗都替代不了的。

2）给难度打分

要放松，暂时放下努力，这个标准其实不好定。我给大家推荐一个技巧，给难度打一个分，0分是没难度，5分是刚刚好，10分是难到想死。那么在准备进入放松期的这个阶段，我们一定要把难度控制在 5 分以内，超过 5 分的事就战略性认怂。

　　某天一个患者问我："找工作这个事要不要现在就着手去做？"

　　这个事，其实旁观者很难给出个绝对稳妥、科学的意见。

　　所以我只能问他："这个事的难度，0 ～ 10 分，你打几分？"

　　他说："7 ～ 8 分。"

　　我问："那你觉得现在直接面对这个问题，会有足够的力量吗？"

　　他说："嗯，心里有答案了。"

3. 第三阶段：休养期

这一阶段，病好一半了，没那么难受了。或许没有治疗，自己也能跌跌撞撞往前走了。

基本上进入休养期就意味着人可以松下来了，但经不起折腾，稍有点刺激就会复发。其特点就是："抑郁铁三角"的潜在循环还在，但不至于大规模爆发；情绪状态会有反复，大体在可控范围内；仍然没有意愿去面对挑战，但至少待着不难受了。

这个阶段可能几周，也可能几个月，甚至一两年。旧伤越重的，需要的时间越久。

　　有一个患者，离婚后抑郁了，看起来人都恍惚了。做了一次治疗，二诊的时候看着似乎所有负面状态都烟消云散了。我一再建议她多做几次治疗，但她觉得自己不需要了，觉得自己好得很。

　　结果，她第二年又失恋了。这一次的复发，比上一年还严重。

　　慢慢治疗到第五六次，她才恢复正常的人际交往，但是非常脆弱。

　　她总问我："我是不是好不了了？我现在怎么这么脆弱呢？"

　　我跟她说："其实上一波只是解决了表面的神经疲劳，你的内伤没有来得及处理，再遇到同类事件，内伤就会复发。"

　　第二年的治疗持续了几个月，其间我陪她做了一些清理，她对自己有了更深入的认识，跟父母的关系有了很大的和解。

然后她才发现自己没那么脆弱了，性格也跟得病以前不一样了。

这里推荐一本书《生命的重建》，作者路易丝·海，这是一本关于清理过往创伤的书。

休养期的一些规律：

> ·成年后的创伤好清理，童年状态较好的人通过休养期要快一些。
>
> ·幼年留下的创伤，清理起来难一些。
>
> ·"偶发事件"要比"反复经历的"要容易清理。尤其是从小到大反复出现的创伤，会内化成一种稳定的性格、世界观，在身体层面也形成稳定的生理状态。
>
> ·性格本身的不完善，一般要以"年"为单位来计算。
>
> ·有玩的热情、对未来有期待、有自主选择愿望，这样的人相对生命力更加旺盛，需要休养的时间较短。
>
> ·小学时期甚至更早，就开始出现生命力萎靡的征兆，逐渐发展到初高中、成年期才发病的，治疗上要慢很多。

重要的提醒一：

不要急于进入突破期。

第一，急于进入突破期，有可能转而出现轻躁、轻"嗨"，导致心力透支。

第二，你可能分不清"突破"与"对抗"，进而再次陷入消耗之中。当然试一下也好，人总是要在反复试错中才能清晰地认识自己。

第三，"急"说明你还没松下来。

重要的提醒二：

很多人穿过放松期之后，进入了"放纵期"。

比如，打着"做自己"的幌子，放纵自己的不满、愤怒。对抑郁的人而言，压抑的自我攻击，可能转向外部攻击，也就是开始抱怨、批评、指责自己的亲朋甚至医生。如果从阶段性的角度来看，这不是坏事，但表达情绪要尽量避免攻击性态度，因为你可能会遭到对方的回击，这时的你，往往经受不起这样的回击。

这里推荐一本书——《非暴力沟通》，它讲解了如何不带攻击性地沟通、释放情绪。

再比如，你还可能会放纵自己的生活，多吃一点儿，多玩一会儿，多工作一会儿，同样是有风险的：

> ·放纵可能会透支的你的体力、精力、心力，可能会导致你长期困在休养期，反反复复，一直很脆弱。
> ·放纵可能会让你陷入虚性的亢奋，进而加剧神经疲劳，直到再次跌落谷底。
> ·放纵可能会诱发你的懊悔，进而转向自我攻击。

现实中，放纵是不可避免的，我们只需要清晰一个方向即可：慢慢体会逐渐由"苛求加放纵"转变成"自律且放松"。放纵了就放纵了，这个阶段谁都不能避免，它是一种反复体会、不断寻找新的平衡点的练习过程。尽量不要因此而否定自己，如果实在控制不了自我攻击，至少也要学会识别出你在批评、否定自己。这样的识别，是非常有用的，它也会有效缓解你的自我攻击。

4. 第四阶段：突破期

突破期也叫挑战期，这并不是康复的后期，只是下一个轮回的开始。

走到这里，我们已经有心力去挑战自己了，那我是不是就算好了呢？不算。

当我们信心满满时可能会说："我再也不想这样生活了，我要改变！"但当我们真的去迎接现实的时候，可能会发现：我还是做不到，现实依然残酷。

然后自我攻击又慢慢浮现。这是好机会，继续顺着这个挫败感，去发现并继续反思自己的思维方式，清理自己的情绪旧伤，调节神经系统的疲劳，等待下一次突破。

也就是说，对抗、放松、休养、突破，这几个阶段会不停地循环出现。

有个人问我，那岂不是跟炼狱一样，一遍又一遍循环？这一阶段中，循环是必然的，但不一定会感到痛苦。每清理一轮下来，我们都会发自肺腑地觉得变轻松了、有力量了。这就像是健身一样，累但充满希望和成就感。

抑郁的康复，并不是从此再无压力，而是在挑战中知道如何反思自己的思维模式，如何释放情绪，如何调节神经系统的疲劳。毕竟起起落落才是人生的常态。

最后，这一切将成为一种"技能"，我们不会再因为"干着急使不上劲"而陷入"失控"与"无力"，这就差不多算是进入"自律期"了。

5. 第五阶段：自律期

自律期，基本上可以认为是抑郁的终结。

知道自己能力的边界在哪儿了，能做什么、不能做什么；不再期待一下子摆脱困境，一下变得很优秀；知进退，有取舍；沉得住气，顶得住压力，不断地往前走；能自行反省，自行疗伤，自行放松。

当然也不绝对，我们仍有可能因为过往的习惯而再次回到对抗期，但经历了上述一轮轮的锤炼，应该已经具备自己走出来的能力了。

这个"靠自己"，也包括主动获得别人的支持，比如在自己深陷泥潭时，知道该去哪里、找什么样的人帮助自己。这个并不算"依赖"，主动获得资源是一种自己可控的行为，是一种能力。

6. "复发"：新一轮提升的开始

（1）复发会不会越来越严重？

抑郁圈有个传闻：抑郁症越反复越难治。事实并非如此。

说越来越难治，是有其原因的。如果没有处理情绪旧伤和自我攻击，只是暂时解决了神经疲劳，那么，深层次的根源依然存在，我们不可能靠药物无限压制这些不断增加的问题。

相反，从恢复"心力"、清理"抑郁铁三角"的角度出发，每一次复发，其实都是新一轮提升的开始。当我们积累了足够的心力时，更深一层的旧伤会随之浮现出来，因为我们的身体知道，现在我们有能力面对这些旧伤了。

复发的时候，有可能会一次比一次轻，也有可能一夜回到解放前，这都是正常的。

（2）复发是必须的，不用怕

抑郁的康复跟内科疾病不一样，它涉及现实世界的压力，几乎没有人是一路上升直至彻底康复的。

从我们前文讨论的"铁三角""心力""五个阶段"来看，不难发现抑郁的康复过程，更像是抗压能力、抗压技巧、压力应对能力的提升。

总的来说，别害怕，只要按照我说的，及时回到"放松期"，重新开始新一轮的清理，最后还是会走出来的。虽然复发的症状可能还是那么严重，但你会发现，第一次，我用了一个月走出来，而第十次，我可能只用了一个上午。而且，每清理一轮之后，我们都会觉得更有力量，更加平静。

7. 对抗与突破："我应该"与"我想要"

区分对抗与突破，这是个重点。即便是走到自律期的老手，有时候也识别不出来自己是在对抗还是在突破，稀里糊涂地进入了"用力过猛"的状态，直到神经疲劳再次发作，跌落谷底，还莫名其妙地问自己：为什么？

（1）尽量保持觉知的状态

经常性地识别自己是不是处在一个"用力过猛""主动努力"的状态。觉察到了，虽然不见得都能松下来，但至少可以不再强化它。

经常性地评估自己的心力状况：亢奋的、兴奋的、有热情的、积极的、平静的、吊着劲的、强打精神的、行尸走肉的，等等。心力下降，意味着你在对抗，而不是突破。

其中区别会越来越细腻，对我们了解自己的要求也越来越高。

（2）识别不同的潜台词

对抗期潜台词：我要改变，我不要再痛苦！

我必须×××，要不然×××；只要我能×××，就能×××。

突破期潜台词：我要前进，我要更好！

愿意×××，我希望×××，即便×××也无所谓。

举个例子：

> · 我想有钱，我想享受富足的生活。
>
> · 我不想穷，我不想再为生活担忧。

二者，一个是"愿望驱动"，一个是"恐惧驱动"。愿望驱动时我们的意愿是自然流动的，心力是得到滋养的；而恐惧驱动时，我们的心则是使着劲的，心力是消耗的。

愿望与恐惧是此消彼长的，我们可以逐渐调整二者的平衡。当一个人"我应该"过多侵占了"我想要"的空间，心力的消耗也就大过心力的恢复。

当我们被恐惧驱动而生活时，心力就会越来越弱，也越来越没有选择的自由。现实生活中，我们不难看到很多人随着年龄的发展，生活变得越来越沉闷、没有激情，失去了热情与创造力。

相反，当我们被愿望驱动时则会逐渐获得更多的力量、资源与选择权。

小心，我不是说"必须"做到由愿望驱动，这样可能会让我们陷入新一轮的压力感与自我否定。现实中很多事我们是没有选择余地的，但可以先从有选择余地的事开始。比如，我今天吃什么？我想走哪条路回家？周末我想怎么过？从这些小事开始，一点点恢复心力，慢慢滚雪球。

需要注意的是，"我喜欢""我想要"与"狂热的喜爱""自以为是的冲动"是不一样的。"狂热的喜爱"，比如衣服、车、玩物、某个人、某种能力，以及"自以为是的冲动"都是一个"用力过猛"的心态，这仍然是在消耗心力。

我想说"我喜欢""我想要"是"轻松的""舒适的""自然的",只有这样的状态才会真正导向"放松期",才会持续滋养心力。

不努力,不狂热,也不逃避。

8. 我在哪个阶段

严格来说,这几个阶段并没有绝对的界线,它也可以是混杂的,也可以是波动的。比如,工作方面我进入了放松期,而情感方面我仍在对抗;比如,时而放松,时而对抗,时而自律。

与其称之为抑郁的康复,不如说是抗压能力的提升。这个应该是一层一层的、一轮一轮的、一个领域一个领域的,所以在几个阶段之间反复跳跃是正常的。

这里有一点我们需要注意:如果每次波动都是因为相同或类似起因,说明这一个课题还没处理完。比如:

- ·每一次,都是因为社交压力。
- ·每一次,都是因为别人不尊重自己。
- ·每一次,都是因为后悔自己做错了什么。
- ·每一次,都是因为觉得自己做得不够完美。

我们只需要等待旧伤不断被激发,然后不断清理,再激发,再清理,直至这一问题不再让我感到有压力,然后进入下一个课题。比如,大部分人都急于判定自己已经进入了突破期或者自律期,事实上,很可惜,很多自以为在突破期、自律期的人,都还在休养期,甚至是对抗期。

这可能是一种羞耻感在作祟,其本质仍是"自我攻击",我们总是希望自己看起来还不错。

所以,不要跟他人讨论这个问题,无论你是患者、家属还是医生。评价性的讨论,可能会增加当事人的被否定感,默默地把它作为一种参考就好。

9. 对康复进程的评估

（1）评估的重点是感受，而非行为

从家属的角度上来讲，往往更愿意通过：是不是不玩手机了，是不是恢复社交了，是不是能恢复上学了，是不是不跟家人吵架了……诸如此类的标准来评估患者康复的进程。

事实上，这可能会引发更多的矛盾。患者最重要的压力来源就是"不被理解""被评判""被否定"。当我们更多地关注一个人的外在表现时，他会觉得他的感受被忽略了，他的努力被忽略了，他的用心被否定了。

患者从对抗期到放松期，再到休养期的整个过程，可能会看起来依然拖延、没有行动，直到突破期才能看到改善。

虽然行为上并没有变化，但其内在的心态已经松下来了。这是一种成果，有时患者需要通过家属、亲朋、医生来确认这一成果是值得肯定的。这种肯定第一是帮助患者建立"敢于放松"的信心，第二是帮助患者重建自信，重建被喜欢的安全感，第三也是在帮助患者彻底纠正以往"主动努力"的用心习惯。举个例子：

> 一个高中生，因抑郁症请假在家，面临要不要休学的问题。父母非常着急，一直以能不能回学校作为治疗的标准。事实上，孩子从小学时期就开始有抑郁倾向了，父母的关系也很紧张，整个家庭气氛一直以来就很压抑。按规律来讲，他的治疗进展应该是较慢的。
>
> 治疗3次之后，母亲焦急地跟我说："大夫，没有用啊，还是不能上学。"
>
> 我就问孩子本人："你感觉怎么样？"
>
> 孩子说："我觉得我好多了，没有那么紧张了，至少没有想自杀的感觉了。"
>
> 母亲一脸惊讶："啊，你之前想自杀呢？咋没跟我说过呢？"
>
> 孩子回了一个无奈的表情。

后来他又开始有一点玩的兴趣了，恢复了一点儿社交，尝试去学校待半天，直到完全恢复学业，差不多用了 1 年的时间。

（2）不要在低谷期评估病情

由于抑郁症必然会经历一轮一轮的清理，因此我们可能会反复跌落谷底。但请记得，永远不要在低谷期评估病情。很有可能每一次低谷都是一样地惨，这会让你进一步失去信心。

也不能在高峰期评估，因为存在一种特殊的"双相情感障碍"（"躁郁症"），这是一种时而高涨、时而低落的状态。

较为平稳的阶段，是评估的合适时机。我们可以评估一下自己在平稳状态下的样子。如果每次复发后，相对平稳的状态是一次比一次好的，那就说明我们内在的"铁三角"正在瓦解，无论低谷期有多难受，都不用害怕。

相反，每一次平稳期的感觉差别不大，甚至更低迷，说明情绪积压、自我攻击并没有得到实质性的改善。

当然这个评估的频率也是个性化的。总体来说，隔几周回顾一下，能感觉到自己的平稳状态在上升就是不错的进展了。

（3）触发阈值、频率、持续时间

触发阈值，就是能诱发我们感到压抑、恐慌的压力刺激强度。阈值越来越高，说明我们的抗压能力越来越强，心力越来越足，自我攻击也越来越少，积压的旧伤在减少，神经系统越来越强韧。

我们可以评估自己 1 周或者 1 个月内发作的次数是不是在减少，也可以评估每次发作持续的时间是不是在减少，感受的强度是不是在降低。

（4）康复的终极标准

如何算是彻底摆脱抑郁症的威胁？其实没有一个终极答案。我们并不是在单纯讨论一种躯体疾病的治愈标准。从本质上讲，当我们感觉到抑郁，意味着我们的"压力应对能力"需要迭代与提升。然而，压力怎么能永远消除呢？所以，硬要说一个标准，那就是练就以下几项技能：

1）学会释放情绪旧伤。

2）学会放松大脑。

3）学会觉察，并放下自我攻击。

不难发现，这三个技能就是针对"抑郁铁三角"而言的。

六

压力背后的心态陷阱

压力也好，焦虑抑郁也罢，人们常说：你要调整心态。调整心态的第一步就是先看到、看清、看懂这到底是个什么心态。心态陷阱很多，我们这里着重强调几个在焦虑抑郁人群当中最为普遍的。

在某些理论中认为，"恐惧"是所有负面情感的内核，而恐惧的源头则是"罪疚感"。我觉得"罪疚感"可以看作"羞耻感"加上"负罪感"。

在西方的传说中，有一个同样的隐喻：人类的始祖亚当和夏娃，在吃过了"善恶果"之后，产生的第一种"压力"就是"羞耻感"和"负罪感"。毫不夸张地说，这两种感受几乎构成了"自我攻击"的全部。而它们的另一面就是"被爱""被喜欢""被接纳"。

1. 羞耻感

羞耻感，说白了就是感觉到自己可能不被喜欢，它有哪些表现呢？

·怕被否定：虚荣，自尊脆弱，易激怒等。

·好面子：摆排场，证明自己，秀优越感等。

·害羞、不好意思：在意别人的看法，不敢与人打交道等。

·怕丢人：担心自己表现得不够好，担心自己做了什么"出格"的事，怕被看穿，怕被发现，怕别人看穿自己的想法等。

· 角色包袱：好妈妈，好儿子，有才，有钱，有道德，和善，霸气，好看，有品味等。

· 被道德束缚：想要做个"好"人，好父亲，好女儿，好员工，好领导等。

· 怕被轻视：怕失去尊严、失去地位，怕被冷落，怕不被喜欢，怕被人看扁，不能认怂等。

在我们的传统习俗中，"士可杀不可辱"是一个被广泛认可的观念。很多准备自杀和曾经自杀失败的患者告诉我，对他们来说，死亡并不可怕，可怕的是活着受煎熬。或许每个人的"煎熬"不一样，但基本都与"羞耻"有关。

我们甚至可以断言，人类的一切精神痛苦都是从"我可能不被喜欢"这个质疑开始的。当死亡、牺牲、贫穷之流，可以让人们获得"被喜欢"时，它们都将是有意义的，甚至是被追捧的。

人不可能被所有人喜欢，但羞耻感却可以逐渐减弱。《道德经》说："受国之垢，是为社稷主；受国之不祥，是谓天下王。"我们可以练习从"耐受羞耻"开始，直面不被喜欢，认真体会羞耻到底是个什么感觉？这既是一种耐受的练习，也是释放羞耻感的最好方法。

推荐两本书，罗纳德·波特的《羞耻感》，岸见一郎、古贺史健的《被讨厌的勇气》。

2. 负罪感

负罪感包括罪恶感、内疚感、惭愧、对不起某人，等等。它与羞耻感类似，但更侧重于会因不被人喜欢所带来某种不能承受的后果。负罪感常会以这样一些形式呈现出来：

> ·不配得感：她怎么会喜欢我，我不该去要那么高的工资，我怎么能领导团队。
>
> ·匮乏感：不够，会被拿走，要紧紧抓住。
>
> ·自我否定：我不够好，我一定有什么问题。
>
> ·牺牲、讨好：除非我做点什么，不然没人会喜欢我。
>
> ·完美主义：做到尽善尽美，才能对得起我的职责和角色。

东西方文化中都有"忏悔""赎罪"的传统，这在缓解内心的压力上，也是一个有效的有段。但对于习惯自我攻击的人，忏悔有可能会加重负罪感，而行为上的赎罪，有时会让人陷入"无效补偿"的漩涡当中。比如：

某女士，母亲在生自己时难产去世，父亲极度讨厌这个女儿，她则竭尽全力地讨好父亲，讨好哥哥、姐姐。父亲不但不领情，反而怨气深重。稍有一点做得不到位，父亲就会搬出一堆的道德压迫。而她自己的丈夫和孩子，则觉得她只顾父亲，忽略了妻子、母亲的角色。

这就是一个典型的"无效补偿"。

3. 急于改变

有个"棉花糖实验"说，能抵抗诱惑、愿意忍住 15 分钟而得到双倍棉花糖的小孩，后来的社会成就普遍更高。心理学中将这个等待的过程称之为"延迟满足"。

我们常说要"接纳""抱持"我们的问题、情绪。"抱持"是一个很形象的词，就是说遇到问题，能解决则解决，解决不了的就在怀里抱着、手里拿着，既不丢掉，也不鼓捣。

相反，急于解决问题、急于获得好处，是我们心力消耗的重要原因之一。比如：急于成长、急于解决问题、急于改变、急于让自己看起来很优秀、急于获得某个成就、急于达到某个段位，等等。

急于改变往往来源于"羞耻""匮乏""不配得感"所带来的害怕。

以下的一些心态可能与急于改变有关。

"完美主义"，我们不愿忍受慢慢变好的过程，只要看到有更好的境界，就希望自己马上达到。

"失控感"，掌控是好事，掌控不了还拼命去掌控就是一种巨大的消耗。抑郁的人有时并不想控制别人，而是想要控制自己，控制自己的情绪，控制自己的心态，控制自己的想法，等等。

"结果导向思维"，我们只关注自己是否已经很优秀了，并不关注成长路上的努力与进步。俗话说"望山跑死马"。如果我们总是盯着结果看，似乎永远有一个达不到的结果，我们看到的永远是"真糟糕，差得太远了"。

> 有一个小姑娘，因为学业的压力罹患抑郁，表现为无法在学习上获得成就感，找不到学习的意义。
>
> 深入了解后我发现，她小时候家里总是在"取得好结果"上给予赞美，从不会在"努力"上给予赞美，甚至总是批评她"不努力""没有上进心"。
>
> 导致她长大之后，不能在"努力"的过程中获得踏实的感觉，甚至她的整个学习过程都充满着随时要被批评"没有上进心"的恐慌。
>
> 但成绩、排名这些结果并非努力就一定能达到，最后她卡在了一个"努力没有用，不努力又不行"的夹缝里。

4. 无聊、空虚

无聊感、空虚感的本质就是这种在"浪费时间"的"紧迫感"，它反映出我们内在对自己深深的否定，以及因此而来的不安与匮乏。有时我们会觉得不能停下来，一停下来就会觉得惶惶不安，似乎在浪费时间，我们应该去做些正经事，比如我该去学习、去工作、去锻炼身体……

有时候我们想玩一会儿，但玩过之后就有一种深深的自责感，觉得自己又在荒废时间。

对很多人来说，静静喝个下午茶，静静地发会儿呆，静静地冥想一会儿是很奢侈的。因为我们总是停不下来，所以就不停地刷手机、追剧、打游戏、工作、社交……

除非我再多一点社交、除非我再多一点技能、除非我再多一点成果，否则我将会被人嫌弃、被人抛弃、被人鄙视，或者将失去立足之地……

5. 意义感与使命感

拥有使命感，乍一听是个很好的事情，事实上这也是一个陷阱。

我觉得人是有"使命"的，但不该有"使命感"。如果使命只是个"感"，说明我们的生活已经偏离了自己想去的方向，所以心里有一股劲在拉着我们往正路上走。背在背上的叫使命感，走在脚下的叫日子。

似乎，使命感是"急于改变"的衍生品。价值也好，使命也罢，都是一步一步干出来的，我们怎么知道，现在是不是在"卧薪尝胆"？怎么知道，"两点一线"的生活方式是不是我们使命中的一个环节？

同时，"使命感"也是"优越感"的一种表现。使命感中的自己，往往以拯救者、领袖的角色出现。

无意义感，有时是因为我们的努力与成果被否定或忽视了，我们失去了获得被喜欢感的途径；有时则表示我们偏离了正轨，偏离了自己想要的生活轨迹。

6. 否定与自卑

被否定，可能表现为被比较、被批评、被质疑、被误解、被嫌弃等，这些都是源于羞耻感的。

一个高中生，她抑郁的"压力源"表面上看是学校排名的压力，而更深层的压力，一方面来自排名带来的羞耻和不被喜欢，因为她得不到父母的认可，父母总是使用羞辱的手段来对待他，以期"知耻而后勇"。

另一方面，来自她的"不配得感"。她的父母总是用一种"交易"的手段逼迫她努力，无论她提出什么合理要求，父母都会联系到"你考好了吗？"要求她拿成绩来交换。

慢慢地在她的意识里刻下了一个信念：我是不被喜欢的；如果我要被喜欢，就要拿努力、付出、牺牲、成就来换。但无论怎么换，她都觉得自己并不是被喜欢的。

这同时又是一个关于"自卑"的话题。我们总是容易混淆一个概念："优秀"与"被喜欢"，二者之间是什么关系？事实上"优秀"与"被喜欢"没有关系。生活中不难发现，我们最贴心的朋友，往往是表现得跟我们一样的人，而不是表现得更优秀的人。

一旦我们成长的经历，在我们的信念中刻下了"我不招人喜欢"的印记，那将导致被否定感与自卑感像背景画面一样衬托在我们的生活里。那么被喜欢就会成为一种"交易"，我要做点什么、我要付出什么、取得哪些成就、表现得如何，这些都是我们换取"被喜欢"的筹码，甚至是换取"生存空间"的筹码。

自卑与傲慢，永远是成对出现的。有沾沾自喜的时候，就有自我否定的时候；越是傲慢的人，越是心虚；自卑的人往往有一个理想中优秀的样子，既达不到理想的样子，也不接纳真实的自己。

至于自信，并不等同于傲慢。傲慢是基于优越感的，是基于人与人的比较的。而自信与别人无关，是我们在面对困难与挑战时，感到拥有力量。

7. 被忽略感

被忽略感可以表现为被冒犯、被无视、不尊重我的感受、看不到我的努力、无故的被批评、毫无意义、无法表达爱、别人看不见自己的真心。

有一些被忽略感是来自"放养"、无人理会的家庭，而有一些则来自过于掌控、全程包办的家庭。

一对夫妻，总是因为生活琐事吵得很凶。我问他们，吵架时你的伴侣在批评你什么？

他们都感到迷惑，其实他们都在表达自己的想法，期望对方听懂自己的观点。但吵了几年，谁都没有听懂对方到底想说什么。

最后总结下来，妻子想说的是，你没看见我的感受；丈夫想说的是，你没看见我的努力。

妻子来自一个"包办式"家庭，看起来父母对她极其宠溺，但这种宠溺仅限于物质、行为层面，在整个成长过程中没有人关心过她到底想要什么，没人关心父母所给予的东西她是否喜欢。

而丈夫则来自一个"放养式"家庭，父母都沉浸于填补自己不满的需求，没有人看见孩子有多努力地学习，多努力地想要帮助父母。

8. 艰难感

艰难感，是压力的一个重要根源。怎一个"难"字说得尽生活的种种现实。

艰难感常表现为：沉重、负担、匮乏、无力、虚弱、不情愿。生活上的困难与消耗是无法避免的，但艰难感是可以逐渐减轻的。理论上，吃饭也是个要花力气的事，那为什么我们吃饭不觉得累呢？是因为我们的身、心欢迎这个行为，并且适应了吃饭的"劳动强度"。"不情愿"是艰难感的重要来源之一，适应、耐受、提升我们身心的承受力，是解决艰难感的最终出路。

事实上，"艰难的事"与"艰难感"也没什么必然联系。小时候丢100块钱可能已经足够让我们崩溃了；随着眼界的开阔、格局的增加，数万乃至数百万的损失都是可以承受的。

一旦我们耐受了"艰难感"，可能所谓的困难事件也就不再困难了。事实上，"无力感"并不是你真的没有力量，只是你的心里多了一个"艰难感"。而心的力量始终是无穷无尽的。

9. 失控

失控，恐怕是抑郁当中最复杂也最强烈的一种心态。前面讲的任何一种心态都有可能导致失控感的产生。在抑郁康复这条路上，这恐怕是我们要面对的最后一个关卡，一旦突破此关，我们的心将迎来一个宽广的自由。

失控的另一面是"臣服"，臣服于命运，庄子将这一状态称之为"乘物以游心"。顺应自然地发展，不再尝试将个人的努力凌驾于自然天命之上。但这绝不是一种消极的宿命论，而是一种深深的信任，信任命运是善待我们的，无论生活中发生什么，我们都可以将它看作通向更高层面自由的一种启示。不再心怀怨念，坚信我们正在通过面前的种种历练，逐步成为自己想要成为的样子。

我们臣服于命运，我们也在创造命运，命运永远是与我们站在一起的。

如何才能达到这样一种心境呢？我觉得有两个要点，一个是要以实体化的心力充沛为支撑。我们的思维永远是在探查危机、解决危机的，只有心才是与自然天命相通的，只要我们的心是活跃的、心力是充沛的，自然可以感受到自然天命是我们的后台，而非对立。

另一个，我们并不需要考虑如何解决失控的问题，而是要转身清理上述各种诱发我们感到失控的心态、情绪。随着这些旧伤的清理，这种"乘物以游心"的状态会自然达成。

这种达成，大多数时候是一种积累的、逐步靠近、一小步一小步跳跃的过程，极偶尔地会出现巨大的转折式变化。所以与其去渴望所谓的"开悟"，不如踏踏实实清理与练习，等待它的自然到来。

10. 恐惧

如果将恐惧分成社会性恐惧和生理性恐惧两种的话，那么社会性恐惧主要来自羞耻感与负罪感。

而我们在这里讲的恐惧指的是生理性恐惧，主要指对死亡、疾病、躯体伤害的恐惧，也包括怕疼、怕黑、怕惊吓，等等。

对死亡、疾病、伤害的恐惧，往往来自对"失控"的恐惧。这种恐惧非常容易与躯体症状联合成为一个互相放大的恶性循环。有时这些躯体症状与抑郁能量有关，而有时则只是自己吓唬自己。

某位男士，身陷抑郁。当我帮他排查他生活中各种消耗其心力的因素时，发现他的工作、家庭都不会给他造成太大的压力。最大的触发点就是头晕的症状。他不敢出门，总是害怕自己在外面晕倒，事实上他的头晕是因为颈椎紊乱导致的。最初是因为工作上的心力消耗导致心力枯竭，随之产生的焦虑、恐慌又与头晕的症状纠缠在一起。

工作阶段性地完成后，他得到了足够的休息，进而随着颈椎病好转，他的焦虑抑郁状态也很快好转。这种症状与他的焦虑能量并无直接关联，更多是自己吓唬自己。

另一位女士则是因为自己反复腹泻而感到担心。事实上她的腹泻并不严重，但她觉得母亲死于直肠癌，自己的腹泻也随时可能演化成癌症。她的症状是一种常见的躯体化反应。随着其恐惧的逐渐减缓，腹泻也随之消失。这种躯体化的反应，症状往往并不是真正的压力源。她的真正压力源其实是一大堆复杂的家庭关系、财务压力以及与父母糟糕的关系，但它确实是由精神上的担忧投影而来，只有在焦虑的能量得以清理之后，才会随之好转。

很多关于死亡与疾病的恐惧，并不是因为自己怕死，而是因为害怕亲人、朋友的离开。他们往往经历过某些亲朋的离世。有时害怕亲朋的离世也可能与某些自责、愧疚、负罪感有关。

值得注意的是，有时对疾病、死亡的恐惧，可能是遮掩了其他所有的心态陷阱，将我们的注意力强制地限制在疾病与死亡之上，而事实上，这并非真正的问题。但走到这一步时，往往转身发现我们生活中的真正问题所在并不容易，或者说我们并不愿意去发现。

应对这些恐惧，有几个方向：

· 提升能量：身心能量的充沛，是穿越恐惧的最重要基础。

· 向死亡敞开：无论以何种世界观，"了解死亡"都是穿越死亡恐惧的最必要积累之一。直面恐惧是穿越恐惧的最终出路。

· 探求恐惧的背后原因：表面上的担心疾病、担心死亡，可能是在回避某些真正担心、焦虑的现实问题。

"看到了这些心态陷阱，然后怎么办呢？"

首先，请我们感觉一下，当我们问"怎么办"时，我们的哪些感觉被激发了：是急于改变吗？是羞愧吗？是艰难吗？

其次，觉察到这些心态的存在，这本身就是一种清理。我们只需要在生活中，一次又一次"认出"自己的这些心态，它就在逐渐消散了。有时我们觉察到了某一心态，会让我们陷入新一轮的自我攻击，"真糟糕，我怎么就改不了呢？""受不了了，什么时候才能好啊？"。那就觉察新一轮的自我攻击又是什么心态。

再次，在本书的下一章中，我会分享一些清理感受、改变心态的自助技巧。

七

压力源、触发点与压力应对策略

1. 触发点

前文中我们说到"用力过猛"是抑郁的一个重要内核。那么，摆脱压力的第一步，我们要先搞清楚，是什么让我有压力？我们在哪里用力过猛？

没有人会无缘无故地抑郁。有些人是因一个标志性事件而引爆的，有些人是缓慢积累，直到出现压垮骆驼的最后一根稻草。

第一种情况自然容易发现诱发压力感的因素，而第二种情况下则是习以为常，不太容易发现自己的压力源。这个时候"触发点"就显得尤为重要。很多人都觉得"没发生什么大事啊"！是的，触发点往往是鸡毛蒜皮的小事。

当我们心里积累的情绪旧伤到达某个临界点时，一个轻微的情绪波动都能导致情绪仓库的"爆仓"。所以说，"压力事件"与"压力感"并不一定呈正比。

这里的触发点，并不只指崩溃一刻的触发点。事实上，只要我们深陷抑郁，这些触发点就会一次又一次地戳痛自己。只要留意我们在什么场合、情境下会感到更糟糕，就能指引我们找到深层次的压力源。比如：

- 老师说话凶一点。
- 看到了一则失业的新闻（可能只瞄了一眼标题）。

- 忽然想起明天要上班。
- 距离下个月还房贷还有 28 天。
- 今天吃完饭，胃疼了一下。

2. 从触发点到压力源

压力源到底是什么？

第一层，我们看到的往往是一个"事件"；

第二层，实际上是事件触发了我们的某个"情绪"；

第三层，我们会发现，这一感受来自某一固有的"心态"；

第四层，这些心态可能来自更早时候一些没有被满足的"基本需求"。

从我们看到第二层压力源时，就已经开始瓦解"抑郁铁三角"了。看到第三层、第四层的压力源时，无疑将更加深刻与快速。实际应用当中，也没有必要强行关联到第三、四层，事实上在哪一层面上最"有感觉"就在哪一层面上去清理即可。相反，如果没有在感受上建立共鸣的情况下进入更深的层面，就会沦为思维上的推理，这样是不能形成有效清理的。

从事件，到情绪，到心态，再到未满足的基本需求，这一逐层反思，可能需要反复摸索，层层剥离。有时候一个懂你的人可能一句话就帮你点破了。我经常会默默听我的患者叨叨十几分钟，然后总结一下：

- 所以说，让你感到有压力的是，你妈妈的期待？
- 你的意思是，长辈之间的纷争让你左右为难，想帮又帮不上，不帮又不好意思？
- 那么，最让你感到难受的是，你觉得做什么都有可能被批评？
- 是不是说，你想让家人过得更好，却又觉得做不到，于是就很挫败、很内疚、很丢人？
- 你的意思是，你的妻子、父母，他们都不尊重你的感受？
- 你从来都不觉得，你的爷爷奶奶是喜欢你的？

3. 压力应对策略

我们是如何处理这些压力感的？这就是所谓的"压力应对策略"。正如雷茵霍尔德·尼布尔在一首叫作《宁静祈祷》的诗中所说："愿上帝赐予我力量，去改变我所能改变的；赐予我勇气，去接受我不能改变的；并赐予我智慧，去分辨这两者。"压力应对策略应该是多样化的、灵活的。当我们死守着某种不合时宜的压力应对策略时，极有可能导致自己卡在死胡同里。

同时，我们的压力应对能力是逐层获得的。有时，我们在 5 岁时，就被要求完成 8 岁的学习任务；有时，我们仍处在心力枯竭的状态，却被要求充满激情地应对挑战，等等。这都是不适当的挑战，如果没有得到及时的清理，它们都会变成一种旧伤，持续地破坏我们的精神系统，直到有一天这些伤害被看到，并被安抚。

抗压力的提升，是建立在"适当强度的挑战 + 有效安抚与帮助"基础之上的，所以有时候我们的抗压力其实是卡在了童年的某个时期。那可能是，某个对于当时的我们来说过大的挑战，却没有得到有效的安抚与帮助。如此，我们的一部分精神力量，将留在那个时空之中，抵抗其伤害。我们的心智成长，也将因此造成一部分的停滞。

成年之后，我们仍需要不断迭代自己的压力应对策略。有时，我们已经为人父母，却仍然延续着单身时代的自由模式；有时，我们已经身处复杂的人际环境，却延续着父母一代面朝黄土背朝天时的克制与隐忍。

下面我简单介绍一些常见的压力应对策略，仅供参考。这些策略没有对错之分，它们与心力状态有关，也与现实所处的阶段有关。可以梳理一下，看看哪些策略是我们熟悉、熟练的，哪些又是我们所不擅长，不知如何去做，甚至完全忽略的。

第一大类：躲避与隔离

靠时间遗忘，等待，否认、回避，转移注意力、麻痹自己，情感隔离，规避风险。

第二大类：解决与改变

解决问题，改变、提升自己，反思、想办法。

第三大类：防御与反击

攻击，优越感，转嫁。

第四大类：面对与释放

释放，安抚自己，看到、命名，直面。

第五大类：转念与超越

积极的信念，想开、想通，阐释，超越。

需要强调的是，以上的所有策略都是必要的，他们分别适应了自身不同的心力状况和外部环境。如果当你看到某一个词让你感到厌恶或者觉得它很糟糕时，正说明你你在否定、抗拒一些非常必要且有价值的东西。你所否定的策略，可能正是你自我攻击所在之处。

理想情况下，以上这些策略我们可以不用，但不能不会。如果某个策略是我所不熟悉甚至不会的，那么别人使用相应策略时我将感到束手无策。比如，转嫁压力，我并不愿意使用这一策略，但是若我很熟悉它，当别人试图向我转嫁压力时，我能及时发现，或安抚对方，或及时抽身，或做好防护。

附：应对策略的解读

1. 第一大类：躲避与隔离

（1）靠时间遗忘

大部分伤害是遗忘不了的，具体事件可能会忘，但会留下一个"杯弓蛇影"的反应。旧伤总是会在类似场景触发，比如，"路怒"导致的杀人案，或者一个袜子没洗导致的家暴。单就事件而言，并不至于此，但它诱发的根源处的旧伤可能很强烈。

时间具有一定的安抚之力，而事实上靠时间遗忘，几乎是效率最低的压力应对方式。

但当其他方法都不能奏效时，这又是唯一一种有效的方法。我们可以暂时靠时间来安抚自己，等到心力足够之时，再将它翻出来认真面对。

（2）等待

与前者一样，等待不一定都是消极的。但我们确实有必要问问自己，我是在逃避，还是在等待？

如果是等待，我们心里会有一个隐隐的愿望，总有一天我要来处理这个问题，只是现在不合适。

而逃避，则是希望永远不再触碰此事，或者幻想着无限期推迟。

等待时，相对是安心的；而逃避、拖延时，心里其实是在持续担心、持续消耗心力的。事实上，等待不但不是消极的，反而是一种较为高效的应对策略，也就是我们常说的"有耐心""活在当下"，它反映了一个人更加强大的承受力与涵养。

（3）否认、回避

否认问题的存在、尝试证明自己很好、幻想、将问题合理化、替伤害我们的人辩解、拖延、掩饰、角色面具……这些可能都是否认或者回避的表现。

否认问题的存在，可以是逃避问题，也可以是一种有效的保护。我们常说"看破，不说破"，直接将所有问题暴露在当事人面前，并一定是最好的选择，这可能成为一个巨大的、无法被安抚的挑战，进而变成一种创伤。

所以，"对抗期"的人可能更需要经常告诉自己"这不是我的错"，当然这也不是别人的错，可能每个人都是"更大系统"中的受害者。

但我们也不能永远地否认和逃避下去。理想的情况是，随着我们心力的逐步提升，就可以逐步去触碰这些问题，慢慢疗愈其背后的创伤，跳出受害者的角色。

（4）转移注意力、麻痹自己

转移是有效的，但也会造成情绪的积压、困难的累积。所以，转移注意力，一般适合"对抗期""放松期"。而进入"休养期"，就不要再躲了，应逐渐开始转变成直面情绪。

麻痹自己，也算是转移，但要小心成瘾，酒精、药物、赌博、社交、恋爱、性、工作、游戏、网络信息等都可能成为一种"毒品"。

在成瘾中有一个特殊分类：思考成瘾。有时候戒除思考成瘾的难度堪比戒毒，一来太多人告诉你，思考是对的，是必要的；二来"思考"这个安慰品的获得太容易了。

（5）情感隔离

有时我们会选择不去触碰自己的情感。比如，会告诉自己或者别人"男儿有泪不轻弹"；比如，我们可能会批评孩子太软弱；比如，我们会说：我真不明白，有什么好哭的呢？

转移注意力、克制情绪、否认情绪、讲道理、理智等，都是隔离情感的技巧。

情感隔离并非一无是处，其在工作、事业领域当中往往有着强大的作用。很多社会成就很高的人，都具有强大的情感隔离能力。

但是一旦将情感隔离的策略代入家庭生活，情感、教育、婚姻、亲子关系等，就会发现问题重重。家庭的本质是以情感为核心维系的，而不是利益。所以让情感隔离这一应对策略一家独大，而忽略诸如安抚、陪伴等压力应对策略，正是导致很多社会成就高的人却面临婚姻不幸、子女教育失败的重要原因之一。同样，受困于情绪，也是很多人的社会成就发展受阻的最大原因之一。

情感隔离并不等同于超越这些情感，一个超越某种情感的人，在相应情感波动中会给人带来强大的慰藉感；而情感隔离者则只会带来"否定""批评""压迫感"。我们可以设定一个目标：将"情感隔离"升级为"超越情绪"。

推荐一本书，珍妮·西格尔的《感受爱》。

（6）规避风险

规避风险、趋利避害是必须的，但现实当中，有些风险却是不能规避的，比如创业的未知、孩子们成长中的挫折。一旦我们过度使用规避风险这一策略，就有可能会陷入"过度保护""虚弱""没有生机"的状态。

它可能是一种逃避，也可能是一种战略性的撤退。任何一个人都是善于规避风险的，这是生物性的本能，不必自责。更没有必要强迫自己去面对风险，那样就落入"对抗期"之中了。事实上，我们只需要在意识到自己在某件事上可能存在规避风险的可能性时，评估一下现在自己的心力状态——当下去面对这一风险的难度系数是多大：是轻松？可以一试？小有挑战？困难无比？还是无望？然后再决定是要选择面对风险，还是战略性撤退。

2. 第二大类：解决与改变

（1）解决问题

解决问题是最有效的解压手段，也是最积极的策略。但现实中很多问题是解决不了的，比如天赋、运气、生老病死、自然灾害、国家政策等，这都不是我们所能解决的；有时候问题可以解决，但却必须等待。

一旦我们将全部希望寄希望于解决问题，在遇到超过自己能力的困难时，就会变得焦躁不安，不断向周围亲朋传递压力。这时我们就必须要调动其他的策略来应对。

前文中我们提到了有关抗压力成长的一个重要资源——安抚。承认对方的困境，承认自己的困境，承认已经无力解决，这反而是一种"强大而有力"的安抚。我们常说的"无畏"并不一定是有信心能解决一切问题，相反，有勇气接受将要发生的结果也是一种强大。

（2）改变、提升自己

同前者一样，这也是最为积极、最有建设性的应对策略。同样，我们不可能通过提升自己、改变自己来解决所有问题。

在社会发展中，随着我们靠近社会金字塔的顶端，天才越来越多，我们不可能永远保持绝对的优势。即便保持一生不断地学习与发展，我们仍会阶段性地遇到一些瓶颈。

在情感关系中，我们不可能为了维护关系而一直改变自己。理想的情感关系是"和而不同"，允许每个人最大化地发展个性化的自己。

所以，提升、改变的策略，在遇到阻碍时也容易转变成"自我攻击"。过度寄希望于提升和改变，是很多焦虑、抑郁患者的最大压力源。

（3）反思、想办法

依然同上，除了积极、有建设性的一面，这个策略也有不适用的场景——遇到实在想不明白，或者暂时想不明白的事时。

不是每一件事都是可以先想明白再实践的，有时候生活就像科学实验，是一个不断试错的过程。很多焦虑、抑郁的患者伴随出现强迫性思维时，多半都是因为这个应对机制的过用。他们觉得，如果不能想明白为什么，不想出来怎么办，就会有很大的危机感。

事实上，在实践当中，如果有人可以不厌其烦地给到当事人精准的、可靠的、他能听懂的解释，那么对这个人的康复将是有极大好处的。

有些强迫思维的人，则无法通过解释来安抚，更多的是需要在身体、能量、神经的层面予以支持。

3. 第三大类：防御与反击

（1）攻击

愤怒、嘲讽、冷暴力、攻击、嫉妒等，都属于攻击的范畴。反击是一种防御行为，而防御一定是因为我们被"戳"痛了。主动的攻击与反击本质上是相同的，都是源于我们内在本身的"不安全感""匮乏感"。

攻击并非一个单纯负面的策略，如同前文中的一些策略一样，它在事业发展领域有着巨大的作用。但是就像阴阳的平衡一样，它在情感领域却会起到同等的负面阻碍作用。如何在二者之间寻求一种平衡是一种能力，需要同步发展我们的攻击性和接纳自己痛点的承载力。

然而在更高效的应对策略中，我们将会消除任何的攻击性，同时又保障我们在社会成就上的扩张性与创造性。实现这一转变有两个要点：①"自我"的自然伸展，也就是我们常说的"做自己"。我们内在所有的"基本需求"都被允许，且自然地去追求，既不人为地强化，也不人为地压制。②我们内在的创伤逐渐被看到，被安抚、修复，以至于可以被戳痛的"痛点"越来越少，本身的不安全、匮乏感也越来越少。

（2）优越感

优越感与自卑感是相伴而生的，自卑指向"自我攻击"，而优越感则是为了防御自我攻击所带来的痛苦。

实际上优越感是一种潜在的攻击行为，也容易激发对方的攻击行为。我所看到的遭遇"校园霸凌"的孩子几乎都有明显的优越感。有时候他们看起来可能很自卑、很虚弱，但往往有在暗地里坚守着某种道德的优越感、能力上的优越感、价值观上的优越感，等等。

优越感也往往带来社交的困难。跟自卑感一样，它们把人与人划分成了不同的世界，彼此割裂。

在更高效的应对策略中，自卑感与优越感将逐渐融合，我们的"评价体系"将逐渐瓦解，好坏对错的概念也将越来越淡薄。我们既不是自己想象中那个糟糕的样子，也不再抱有一个理想的令人倾慕的样子，我就是我。

（3）转嫁

当我们感受到压力的时候，我们会本能地将它转嫁给别人，以减缓自己的压力感。有一些转嫁极其隐晦，难以被发现。比如，我们跟某人聊天之后感到焦躁不安，或产生了危机感、紧迫感、自卑感等，这可能就意味着对方在向我们转嫁他们自己的压力。这一点我们应该学会识别。

转嫁压力的方式有很多，攻击、优越感、追问、质疑、不停地出主意、不切实际的鼓励等。

遭遇转嫁并不是一个坏事，它意味着我们内部的某个创伤正在被唤醒。这也正是我们看到它并安抚、疗愈的契机。当内在没有可供唤醒的相应创伤时，我们将无惧别人的转嫁，甚至别人在我们面前都升不起转嫁的意图。

4. 第四大类：面对与释放

（1）释放

释放情绪，是一种非常高效的应对策略，也是通往更高效策略的必经之路。它可以消除内心的旧伤，如此一来外部的事件将不再诱发我们的内在痛苦的共鸣，我们也既不再受到外部纷扰的影响，又能积极融入社会生活。

哭泣、说出自己感受、记情绪日记、发微博、发朋友圈等都是比较有效的情绪释放方式。通过各种运动、歌唱、舞蹈、叫喊、摔打来发泄，也都是有效发泄。也可以通过呼吸、正念、静坐、瑜伽、站桩等方式来释放我们的神经系统对情绪反应的条件反射来释放情绪。

值得注意的是，哭、倾诉、说出自己的感受可能是最快速释放情绪的手段，但也可能会出现陷入情绪旋涡，甚至主动放大情绪的情况。这时，我们需要提醒自己释放是为了放下情绪，而非放大情绪。释放情绪时，最好留一份清明，以旁观者的身份看待自己的情绪，既不隔离，也不陷入。

另外，并非所有的倾诉都会形成有效的释放。倾诉的同时是需要被安抚的，安抚的前提是不被批评、不被评判。所以，找合适的倾诉对象很重要，学会安抚自己也很重要。

（2）安抚自己

起初，我们需要通过一种外在的形式来安抚自己，但最后会内化成为一种本能。有人可能只需要一杯奶茶、一支烟就能安抚自己，这看起来只是一念之转，但事实上这个安抚自己的过程发生了一系列不易察觉的内在动作。

最初的外在形式，一般来自父母的安抚。如果我们小时候得到过足够的安抚，这将省去我们大把的时间。

成年之后，我们可以通过记录情绪、肯定自己、不批评自己、独处、奖励自己等方法来安抚自己，也可以通过呼吸、正念、静坐等方式让自己剧烈的情绪慢慢平复，这也是一种安抚技巧。无论采用哪一种，最后都会内化成我们内在的一种本能，就像动动手指一样，我们也不见得知道自己是怎么控制手指的，但只要我想就可以。

在我30多岁以前，我根本不知道什么叫安抚，也从来不觉得安抚有任何的意义。直到后来我的女儿出生了，当我看到一个弱小的生命在我怀里哭、在我怀里害怕，我却完全不知所措时，我特别想说："不许哭，再哭揍你！"——这是我小时候经常听到的，但理智上，我知道这样做不对。

那个弱小的生命需要安全感，需要来自我这个父亲的安全感。然后我开始抱着她，笨拙地跟她说："宝贝乖，爸爸抱抱，爸爸哄哄。"我能感受到自己的语气中充满了无尽的怜爱。在那一刻我才意识到，原来作为成年人的我，依然渴望得到这种安抚。

《零极限》一书中提到这样四句话："对不起，请原谅，谢谢你，我爱你。"我觉得这几句话，很好地阐释了什么叫"安抚"。我们可以用这样的安抚来疗愈我们的孩子，同样也可以疗愈曾经的自己，疗愈我们有意或无意中伤害过的人。

（3）看到、命名

当我们沉浸在痛苦之中时，往往最渴望的就是得到某种"理解"，"理解""同情"就是一种最有效的安抚。很多时候痛苦并不需要"解决"，而只是需要被看到，看到了就会自然消散。

可惜的是，很多痛苦我们是看不到的，或者说我们是不认识的。当我们不能识别出自己到底沉浸在一种什么样的痛苦当中时，很容易就会落入一种莫名的焦躁，也会因此不停地向外抓取。但一旦这种感觉被命名了，我们反而会觉得心安。

关于看到感受、命名感受，这是我们应对压力的重点，也是走出焦虑抑郁的重中之重。这一点，我们会在后文当中详细解释。

（4）直面

痛苦只要被看到，就会自然消散。被别人看到是一种安抚、理解、同理；被自己看到，首先要做的就是坦然地、不加抵抗地体验这个情绪。从以下这几个不同的流程中，我们不难理解什么叫体验情绪。

1.无意识时的流程：发生一件事→做出某种反应。

2.留意情绪发生时的流程：发生一件事→我有一个情绪→做出某种反应。

3.体验情绪时的流程：发生一件事→我有一个情绪→停留在这个情绪中片刻→做出反应。此时我们做出的反应，很可能与之前其他流程是不一样的。

命名情绪，在这个过程中非常重要。当这个情绪处于我们的认识盲区时，就会陷入"无意识时的流程"，我们自己都不能理解为什么自己会做出那样的反应。

以羞耻为例，当被人批评时，我们会本能地辩解、逃跑、反击。如果我们能在羞耻的感受中，稍微停顿一下，哪怕只有一两秒钟，羞耻的感觉就会随之被清理。即便当场没有感觉到羞耻感的减少，但反复经历数次之后，就可能不再会因为同类的事件感到羞耻。这就是我常说的"耐受"羞耻。

另外，情绪积累是一个渐进的过程。以愤怒为例，如果我们能在愤怒较为微弱时就能够识别到它，一来它可能会随着我们的觉知而消散，二来我们会更早地发现自己正在陷入某个歧途。

我们常说"做自己，很难""做自己，代价很大"，其中最主要的原因就是，我们是在负面情绪已经积累到失控的程度才想起来要做出改变，而此时往往已是积重难返，比如，夫妻之间的委屈、牺牲、沉闷，工作上的讨好、忍辱、勉强，等等。如果我们对这些情绪能更早地发现、体验、做出不同的反应，哪怕只是一个眼神的不同，长期积累下来，都足以改变事情发展的走向。

5. 第五大类：转念与超越

（1）积极的信念

包括设立积极的目标、感恩、自我肯定、聚焦资源而非困难、表现得积极、强化愿景，等等。在"积极心理学"当中比较强调这一部分，但这一部分对我们的心力基础是有一定要求的。当一个人处于较低的心力状态时，这些方法很难起作用，严格来说，"积极的信念"并不一定适合焦虑、抑郁的患者。

抑郁状态下的人往往是卡在一些负面情绪里的，甚至是不理智的。我们身边总会看到这样的人：他们只是在倾诉自己的不满，并不想解决什么问题。此时，任何积极的信念，都变成了大道理的说教，变成对情感的压制。

这时最好是退回到前面的几大类应对机制当中，优先面对、释放我们的情绪，甚至是允许自己放弃努力、向外攻击、隔离情感。这是一种战略性撤退，先由此恢复一定的心力，再来讨论转念与超越的可能。

（2）想开、想通

换位思考、换个角度看问题、更大的视野、客观地分析、中立地看待、全面看待正反两面，等等。

与前者一样，首先我们得大体上摆脱情绪的泥潭，才能走到这一步。如果我们还困在情绪当中，这些就会变成一种压制情绪、否定当事人、不顾及当事人感受的行为。

（3）阐释

当我们陷入某种自我攻击、自我否定时，就可能需要一种合理的解释让我们来接纳这一切，这是一种强有力的安抚。或者借由这些阐释，让我们回到"可控"的感觉当中。

比如，我为什么会变得自卑，这与我的童年经历有何关联？我的老公为什么这么对我，他的内心是怎么想的？我为什么会有憎恨我父母的感觉？

有时这比释放情绪更为重要。

（4）超越

超越某种情绪或者想法，是一种相对高效的压力应对策略。但忽略并不等于超越，忽略是压制情绪的一种表现。有时我们会认为，不去想那些问题，它们就不存在了，事实并非如此。我们可能会忘记那些事，但它们所稽留的情绪创伤与需求的未满足会一直留在潜意识当中，潜移默化地影响着我们的心态。

在《感受爱》一书中，作者提到了人类大脑的一种机制，即我们不可能定点屏蔽某一种情绪，我们只能笼统地屏蔽情绪。当开始忽略、压制某一种负面感受时，我们的正面感受也同时被压制住了，我们也因此慢慢感受不到生活中的开心、激情、感恩等幸福的感觉。人到中年之后的沉闷，往往是这一原因导致的。

超越并非忽略这些情绪、心态或者需求，而是面对它、接纳它、与之共存，既不逃避，也不修正，只是等待其自然流动、自然变化。"活在当下"就是一种比较深刻的超越状态。

推荐一本书，埃克哈特·托利的《当下的力量》。

除此之外，大家可以继续总结自己的压力应对策略。这些策略谈不上对错，往往与个人心力基础有关。并不是越高效应对的策略就越好，反而是越低级的应对策略越容易帮我们恢复力量。

八

躯体化：症状是心灵求救的呼喊

1. 躯体症状与心神的关系

情绪本身是一种能量，会影响我们脏腑功能的运作。如《黄帝内经素问》中所说：怒则气上，恐则气下，思则气结，悲则气消……这段话描述了一种很直观的身体感受。比如"怒发冲冠"，我们在愤怒的时候就是感觉血压上升，头发竖起；惊恐时会尿裤子；思来想去久了，会觉得心里堵得慌，脑袋装得满满的；心灰意冷时会觉得浑身无力。

如果过往发生的情绪积压没有消除，他们都会以这种能量的形式储存在我们身体的内部。这些能量可以归于"潜意识"层面，即存在于我们的心里，但还没有表现为可觉察的情绪活动。

我们的身体无时无刻不在以"新陈代谢"的方式清理这些潜在的情绪能量，而脏腑功能的异常，则可能是我们的身体处于加速代谢的自我保护机制。

比如呕吐，可能是在以这样一种动作来呈现厌恶、抗拒的情绪；肩膀酸沉，可能是我们的身体在尝试"撑起重担"。

症状本身，隐喻着它所对应的情志问题。这一关联在中医中称之为"取类比象"，即同类的意象，源自同类的能量。

2. 心神问题会以症状的形式表达

五行针灸的传统中，我们常说"症状是心灵求救的呼喊"，这些症状被视作心态、情绪问题的一部分。

有时一些症状是非常顽固的，甚至查不出任何具体的原因，按照常规的内科治疗也达不到应有的疗效，这类症状往往更侧重"七情内伤致病"，继续盯着症状可能永远不会有解决途径。其实这是身体在提醒我们，它已经无力继续消化潜意识中的情绪能量，需要我们重启情绪清理的机制，让情绪能量通过情绪表达来释放。

有时我们会非常不愿触碰自己的某些压力，将它们粉饰得很好，但是终究身体不会说谎。治疗中，很多患者在治疗的早期，很难回忆起症状到底跟自己的心态、情绪有什么样的关系？但随着我们有意识地觉察、精神上的放松，医患之间信任的加深、安全感的加深，以及治疗所带来的心力的恢复，身体会重新解开潜意识中旧有创伤的封印。

一旦潜在的能量，变成一种可被觉察的心态与情绪，症状会随之好转。

也有一些案例，患者始终没有回忆起旧伤的内容，但整体的症状以及精神状态依然会逐渐好转。这就是身体本身对情绪能量代谢的作用。但必须承认的是，单纯靠身体代偿来消化这些情绪能量，时间是较为漫长的。例如：

> 一位罹患严重创伤应激障碍的患者，在就诊时几乎只能说一些简单的短句。整个治疗中，我们之间几乎没有语言上的深入沟通。患者在长达一年的针灸治疗之后才恢复正常。从患者后来的反馈看，慢虽然是慢，但毕竟是一个可行的方法，这让他感到庆幸。

九

青少年、产后及老年人的抑郁

1. 童年期、青少年期的抑郁

借由孩子们的抑郁，我们简单聊一聊儿童教育以及我们个人成长的问题。抑郁不是一天形成的，它从我们的童年期一直缓慢积累到今天。每一个抑郁的人，在清理自我攻击、情绪积压时，都需要重新回顾自己的童年。

青少年期抑郁，其中一些更像是一种成长的必经过程，而非疾病，也就是说人在面临更大挑战时，没有足够的抗压力。另一些则真的是因为童年以来的教养方式所积累的性格问题。成长型的抑郁比较好解决，病态的抑郁则需要进一步参考以下两个因素：①孩子本身的体质天赋。②家庭的教养风格。

（1）体质天赋

有一类孩子属于"高敏感人群"。他们有这样几个特征：①高羞耻。②高自我要求。③高道德标准。④高情感需求。

这些特征几乎是在童年的非常早期就能看到，或者说是天生的。

我经常见到很多脾气好、成绩好、教养好的"三好学生"，他们出现抑郁的概率其实很高。这种孩子，他本身就容易苛求自己，并不需要父母施加压力，甚至父母还经常劝慰他们"差不多就可以了，不要对自己要求那么高"，但仅仅是老师的表扬、好孩子的角色、紧张的学习气氛，就足够他们感到巨大压力了。

家有高敏儿童并不是坏事，他们成为"学霸"或一般人眼里的"好孩子"

的概率很高，而且成年后一般社会成就也都不差，但养育的过程不容易。高度的敏感、细腻的感知力让他们拥有相对更高的学习效率，但也正是因为这份敏感与细腻，导致同等情况下所承受的环境压力也大幅度增加。对他们来说，智力、能力发展本身不用担心，难点在于安抚他们容易失控的情绪，以及如何提升他们的抗压力。

前文中我曾提到"适当强度的创伤 + 有效的安抚与帮助"，对高敏儿童而言，则需要适当降低外部的压力值，并给予更多的安抚与情绪释放。在抗压力方面他们的发展是相对滞后的，并不能完全按照那些更"皮实"的孩子的抗压标准来处理。但到步入社会之前，他们的抗压力同样会及时完善起来，家长不必担心。

另外，在关于心力提升的章节中，我们提到细腻的用心是提升心力的一个关键要素。高敏感的孩子由于其天赋的生理特点，导致他们小的时候容易出现做事小心翼翼、慢悠悠、过于细致的"慢性子"。教养中，不宜急于跨越这个"慢"的阶段，这样可能会给他们"细腻的用心"留下隐患。在细腻的用心还不够熟练时，特别容易在用心时用力过猛，导致自己的心脉被堵死而陷入心力枯竭的困境。

还有一种高敏儿童，并非完全天生，而是有一部分后天原因，即"过度保护"。有些家长在学习了种种教育理念，了解了种种原生家庭创伤理论之后，心里潜在地有一种"孩子的心理成长很脆弱"的信念。因此，被过度保护的孩子缺少适当的挑战，而父母本身的担心与焦虑也会造成孩子在精神上的脆弱。

关于高敏感人群，这里推荐一本书——《高敏感是种天赋》，作者是伊尔斯·桑德。

一般来说，高敏感 + 高抗压是理想的情况。与高敏感相反的另一类孩子，我们则可以称之为"高抗压儿童"。他们的特点：①"粗线条"。②"皮实"。③适应能力强。这一类孩子出现焦虑抑郁的概率明显低得多。

（2）教养风格

这部分就涉及"抑郁铁三角"的成因问题了。

1）先说自我攻击。

我们先试试给自己家的教养风格、成长环境打个分：

内在的品质	孩子们所需要的	打分 1 ～ 10
自信	一个孩子在童年期能够得到足够表扬、肯定、关注，并被认为是重要的人	
安全感	家庭是稳定的，关系是和谐的，父母身体上是健康的、精神上是强大的，能够及时给予孩子所需要的	
自知	家庭成员能够精准理解孩子的感受，尊重其主观意愿，这会帮助孩子深度地了解自己，逐步走向自己想要的生活	
成就感与抗压力	父母给予的教养，既不是过分苛求的，也不是过度保护的；在应对挑战时能够得到精神、智力、物质上的支持和帮助	
总分		

总分越高，说明这个人成长中获得的资源越多，相应留下的旧伤也会越少。一般来说，自我攻击也会越轻。

2）再说情绪积压。

以上内容当中，任何一点的不足，都有可能成为一种创伤，都有可能会留下自我攻击的种子。不难发现，按这个要求，没有任何一个人的童年是完美的。

不完美的部分，只是"可能"会成为一种创伤，而非"一定"。其中区别在于，当创伤出现之后，我们是否能够得到足够有效的安抚与支持。

"适当强度的创伤＋有效的安抚与帮助"，将成为我们提升抗压力的养料。

有些稽留的创伤会保留很久，甚至会形成我们一生的性格问题。但无论是事发当时，还是成年之后，只要能将足够有效的安抚与支持补齐，我们仍然算是完成这一挑战，完成相应的心智成长。

这个有效的安抚、支持，就是我说的释放积压情绪的方法之一。但这个过程是无法自己完成的，必须在人与人的关系中完成。

得不到人与人的安抚时，还可以借由一些释放情绪的技巧，将当时的创伤情绪释放。这是我们自己就能够做到的，我们可以将其看作一种安抚、支持自己的技能。但孩子们，尤其是幼儿园阶段及之前的孩子们，更多地只能依靠关系上的安抚与支持来解决。

（3）评估孩子的情况

一般教养上没有硬伤、情绪积压不严重的孩子，治疗的速度会比较快。相反，问题越多的，越难治疗。作为家长呢，我们可以把前文的表格打一个分，整体给自家的教养风格打一个分，至少能给未来的教养方法梳理一个方向。

最好能让孩子也打一个分，或许你会发现，父母与孩子的看法完全不一致。事实上应该以孩子的打分为主。

我个人的习惯上，还会比较重视以下几个评估要点：

- ·有玩的热情（网瘾不算）。
- ·对未来有期待。
- ·有自主选择的愿望。

以上三点，意味着一个人精神上的生命力是否充足。生命力越充沛的孩子越好治，生命力衰弱时间越短的孩子越好治。

比如，一个孩子出现以上三条中的两条就已经很衰弱了，而且这个衰弱是从小学阶段就开始逐渐走下坡路的，那么可能他的康复过程要以"年"为时间单位来计算。

敏感儿童在走出抑郁后，会获得更强的抗压力，而高抗儿童在走出抑郁后则会发展出相应的敏感与敏锐。这一改变对孩子们一生所造成的影响，远远高于知识来带来的影响。

2. 产后抑郁

产后抑郁有其特有的生理与家庭原因：①产伤，元气受损。②激素水平的剧变。③照顾幼子的疲劳、睡不好觉。④家庭结构剧变，情绪压力较大。

一般孩子 3 岁以内是父母压力最大的时候，一个是养育的压力，一个是家庭结构巨变带来的压力。

养育压力、激素水平变化、疲劳、睡不好觉、身体损伤，这一块儿不是心理问题，而是实打实的硬件问题。这个不解决，情绪是不可能好的。有人说，女人生一次孩子，其身体创伤堪比一次车祸。

在这个部分，身心同调的方案显得尤为重要。针灸或许是最佳选项，它避开了哺乳期不能轻易使用药物的禁区。

家庭结构剧变，主要是新父母还没有适应父母的角色，尤其是父亲一般进入角色都得孩子 1 岁以后。有时还会出现老人的过度介入或是撒手不管，甚至不停地指责。

总的来说，夫妻关系是重点，一般只要夫妻能站在同一战线，问题就不大。如果新手父亲被排斥在亲子关系之外，或者无法融入亲子关系，就困难一些。婆媳关系是难点，如果孩子的父亲跟孩子的奶奶同一战线，那就更加困难一些。

在伯特·海灵格的理论中，在家族关系序位上，新出现的家庭，必须优先于旧的家庭。也就是说，结婚之后，夫妻关系优先于与父母的关系。简单来说，就是我和我的妻子是一个团体，我爸和我妈是一个团体，丈母娘和岳父是一个团体，其他已婚的兄弟姐妹与各自的伴侣是一个团体。很多人不愿意接受这样一种说法，但在现实中我们会看到这一序位被打破后，最大的受害者可能会是他们的孩子。

具体原因，恐难一两句话说清楚，推荐一本书——《爱的序位》，作者：伯特·海灵格（Bert Hellinger），德国心理治疗师，"家庭系统排列"创始人。

这一大堆的关系剧变，每一个家庭成员都需要时间来适应和协调。这个时间普遍是 2～3 年。所以孩子 3 岁以内，也是离婚率最高的时间。熬过去了，多数还是阳光的。

说说我们家的事。当年我家宝妈产后抑郁的时候，我们也是不止一次处于濒临离婚的边缘。后来，裴音大夫（我的五行针灸同门师姐）跟我说，你们家现在是孩子和母亲一伙，你被排斥在外。

我说对啊，我倒是想进去，孩儿她妈不给我机会啊！不但不给机会，还一天到晚地说什么"丧偶式育儿"，我也很挫败啊！

裴大夫说，你得想办法把娃她妈追回来，最好是 3 岁以前，过了 3 岁难度会大幅度增加。

我就想，有道理啊。但怎么追呢？她要是个自己带娃的寡妇，我怎么才能把她追到手呢？后来想明白了，把她的孩子搞定了，八成她就到手了嘛！

转念一想，这不废话嘛，吵架不就因为这个事嘛！

甭管怎么说，我算是想明白这个事了，然后我就想办法搞定她的孩子呗。男人心粗，吃喝拉撒整不了她那么细致，那我还不会哄孩子玩嘛，买衣服，买玩具，陪孩子玩……女性往往更重视伴侣的态度，而非伴侣具体做了什么。

至于婆媳关系：坚持跟妻子同一战线就好。争执当然不可避免，但骨子里我父母是爱我的，也是爱这个儿媳妇的。当我用一种更强有力的方式证明，我可以照顾好我自己，照顾好他们的孙女，老人们也就乐得退休了。事实上后来我跟我父母的关系也变得前所未有的亲密。

3. 老年抑郁

我觉得在五行针灸治疗中，老年抑郁反而是比较简单的。可能是因为老年人大脑功能衰退，认知活动减弱，少了很多"想太多"的障碍。

当然老年抑郁的应对方案跟其他抑郁略有不同。人一过 60 岁，要改变性格、想法就很难了，觉知力也越来越弱。这个阶段，不求改变和进步，方向是"凑合"。

因为心神活动的衰弱，反而旧伤呈现的程度也减弱。表面的旧伤清理完了，潜在的可能就不出来了，那也就不要主动往里面深挖了。而且老年人生活趋于稳定，社会活动减少，"触发旧伤"的概率大幅度降低，自己也没有太多想要改变什么的愿望了。我们常说"不接纳"是痛苦的原因，人到晚年即便谈不上接纳，至少不再剧烈反抗了，也就是所谓的看开了。

所以，因为有针灸的介入，老年抑郁相对容易治疗。如果没有针灸的治疗，西药也是一个很好的选择。对于老年群体，我个人并不十分看好心理治疗的作用，单单是说服老人接受心理咨询，难度就不小。而针灸则更容易被老人们接受，同时我们还可以一并解决他们的诸多健康问题。

十

关于焦虑、抑郁、躁郁

在焦虑抑郁症的领域还有一个特殊的分类，即"双向情感障碍"或者叫"躁郁症"。具体表现为：一阵子觉得自己好得不得了，一阵子又觉得自己很糟糕。

西医上，焦虑、抑郁和双向，是三个不同的病，三种不同的用药思路。但在中医调神的角度看来，本质上是一回事，从成因上来看，都符合"铁三角""心力枯竭"的规律。

1. 焦虑与抑郁

焦虑和抑郁在本质上区别并不大，事实上也总是相伴出现。恐惧感被无限放大的人，倾向于焦虑；而无力感被无限放大的人，倾向于抑郁。

从表现上来讲，抑郁的人想死、想放弃；焦虑的人怕死、拼命想办法。

2. 躁郁与焦虑、抑郁

躁郁实际上是在焦虑、抑郁的基础上强化了一种心态——"急于表现得很好"，具体表现就是看起来有点"嗨"。

有时候可能就是一句话、一句鼓励、一个转念，抑或一个可以"做得好""表现得好"的契机，都会成为由郁转躁的"激发点"，然后忽然就"心力大爆发"，整个人变得积极阳光有活力、头脑灵活、灵感充沛、勇敢无畏、充满爱心，等等。

不难发现，这一堆表现就是我们想要"表现得好"的集中体现。这个好的状态短则几天，多则数月。然后心力耗尽，就又掉下来了。

《内经》说"心气虚则悲，实则笑不休"，这个"实"并不是充实、充盛，而是一种藏不住的"溢出"。

"躁"的时候，心力表面上看起来充足，实则是没有"根"的。前文中说过，当我们的心是平静的，心力就如有源之水一般，而这种"急于变得很好"，很明显内心并不平静，或许当事人觉察不到，但周围人不难发现他们正处在一种"用力过猛"的状态。

3. 如何识别"躁"的状态

当事人自己往往意识不到自己是在躁的状态，周围人提醒也不见得有用，这时人是一种非常自信（或者说自负）的状态。一般需要在反复的躁、郁转换中总结自己的感受，才能学会识别。我分享几个小的要点：

1）留意自己"急于表现得好"的冲动。

2）状态好与不好时，反差过大，这时要留意躁狂。

3）多年抑郁，在几天、一两周内快速、大幅度逆转，这时也要留意躁狂。

4）内在是否宁静，这是评估的重点。

十 一

"虚拟娱乐"：手机、电视、游戏

虚拟娱乐，着实是个让人又爱又恨的东西。抑郁康复过程中，到底要不要限制虚拟娱乐？

1. 网瘾的孩子们

经常会有父母带着孩子来我这儿试图戒除"网瘾"。

但事实上只有极少的一部分孩子是真想要玩，大部分都是借网络缓解自己的精神压力。这就跟"借酒消愁"是一个意思。

不可否认，虚拟娱乐是很有意思，但大部分人在玩一两个小时之后也会逐渐失去兴趣，剩下的时间多半是一种机械的重复。

很多孩子会说，玩手机是因为无聊。这里的"无聊"一般有两重因素：①心力的严重耗损导致心的活动减弱、兴趣丧失。②无聊的背后往往是一种"空虚感""紧迫感""浪费时间感""自责感"。这提示我们，这样的孩子并非不想学习，反而是因为压力过大导致心力枯竭。当然这里的压力不一定是学习本身，也有可能是社交、情感、安全、家庭的危机、父母的嫌弃，等等。

所以遇到网瘾的孩子，不要过分地盯着他玩游戏的事，而是应该从更深层去发现他们背后的压力感，很有可能虚拟娱乐是他们最后的避风港。如果我们不帮他们处理内心的压力，却一味剥夺这一最后的安全区，必然会导致孩子的剧烈反抗。

2. 虚拟娱乐的弊端

可以肯定的是虚拟娱乐是"耗神"的。

虚拟娱乐的感受来自"想象构建"，而真实场景的感受来自"心的感知"。感知，是来自"心"的活动，而"想象构建"或多或少都需要"脑补"某些场景和体验。

来自"心"的感知，会让我们与这个世界上美好之物建立连接，美食、美景、美服等美好之物，会让心变得更有活力。来而来自"脑"的构建，虽然也会给我们带来一些舒适放松的体验，但事实上加剧了头部气血的聚集，让大脑更难以放松，"构建"的惯性也会产生更多的杂念纷飞、无效思维，以及精神力的持续消耗。

> 快节奏、碎片化的信息（尤其是刷短视频），增加了大脑的工作负荷。长时间刷短视频、短新闻，很容易让大脑进入无规则的"空转模式"。这是一种趋向于"混乱无序"的状态，在米哈里·契克森米哈赖写的《心流》一书中，称之为"精神熵"的熵增。熵增导向消极、混乱、死亡、停止。

也就是说，这种虚拟娱乐会导致心神能量减弱，加重"神经疲劳"。而神经疲劳之后，我们的大脑会陷入这种惯性之中，不断的一遍又一遍地重复。

所以，虚拟娱乐，在一定程度上可以带来心和情绪上的放松，但却也带来神经疲劳和精神力的持续消耗。

3. 是否该绝对禁止虚拟娱乐？

"绝对"二字本身就是一种"用力过猛"，也是在消耗我们的心力。绝对禁止只会带来更多的对抗，以及难以抑制的欲望。

理性看待虚拟娱乐带来的"放松""减压"，以及负面的"大脑空转""脑力消耗"，尝试找到一个相对最利于放松的平衡点。总的来说，虚拟娱乐不是问题的核心，真正的核心是"是什么在消耗我们的心力"，"是什么让我们产生心累的感觉"？

附：回顾

请尝试回顾以下几个问题：

1. "抑郁铁三角"是指什么？

1）自我攻击。

2）情绪积压。

3）神经疲劳。

2. 自我攻击、情绪的旧伤是怎么形成的？

1）外来评判与自我定位。

2）没有被满足的需求。

3）没有被安抚的创伤。

4）回避感受。

3. 我们有哪些基本的需求与欲望？

1）想要掌控与前进。

2）想要喜欢与连接。

3）想要积累与融合。

4）想要价值与不同。

5）想要安全与探索。

4. 哪些因素可能会造成神经疲劳？

1）自我攻击与情绪积压的积累。

2）精神力消耗过度。

3）缺少睡眠。

5. 心力是怎么损耗的?

1）用力过猛。

2）用脑不用心。

3）"抑郁铁三角"。

6. 焦虑抑郁的康复有哪几个重要阶段?

1）对抗期。

2）放松期。

3）休养期。

4）突破期。

5）自律期。

7. 压力源有哪些层面?

1）事件。

2）情绪。

3）底层的心态。

4）未被满足的基本需求。

8. 压力应对策略有哪几种?

1）躲避与隔离。

2）解决与改变。

3）防御与反击。

4）面对与释放。

5）转念与超越。

第二章

自助减压

本章节中，请着重留意以下几个概念：

- 疗愈，从哪里开始？
- 自助手段的三个板块：清理情绪、放松
  神经、提升心力
- 好好睡觉是重中之重

一

抑郁治疗地图：心理、心神与身体

严格来说，我只擅长使用五行针灸来治疗抑郁，其他的方法我并不精通。本篇内容仅以我自身所学、所见做一个简介。

1. 被广泛认可的主流治疗方案

根据一些西方的研究资料显示，主流医学界对这个问题的治疗有几个比较认可的方案，分别是：

- ·西药。
- ·心理治疗。
- ·正念疗法，即我们常说的内观、禅定、冥想。

（1）西药

我是认可西药的，但并不认为它是"唯一""最优"的选择。

首先，西药有它的优势。它在应对"神经疲劳"这一部分的作用是值得肯定的，甚至可以说是最强大的手段。

其次，西药也有它的弊端与不足。评估其利弊，主要是考虑其副作用、有效性和治疗的目标。

很多人都担心西药的副作用，事实上西药的副作用并没有想象中那么可怕，相比之下疾病本身对大脑造成的伤害更值得重视。

很多患者不愿服用西药的另一个重要原因是，服用西药的过程会出现很多不舒服的症状，比如昏沉、麻木、嗜睡等。有时候药物带来的痛苦并不比病痛轻，这种情况最好先尝试通过调整药物来解决。抑郁症的西医诊断是一种主观诊断，并没有其他疾病那么精准的检查数据可以参考。很多时候药物的选择，仅仅是通过患者描述和医生的经验来选择，这就有可能出现表达与理解上的误会。

任何疗法的有效率都不会是百分之百。有一部分患者无论如何调整西药，治疗效果都不理想，我在临床中接诊的患者，就以这一部分居多。

除了这些明显的弊端之外，西药最大的不足就在于不能直接改变患者的自我攻击心态和情绪上的旧伤。所以必须重视的是，单纯依靠药物来治疗抑郁可能真的需要终身服药，而且可能会出现最终无法控制的风险。所以，最好同步使用另外两种治疗手段。

第三，西药与其他治疗之间的配合。西药通过化学层面的强力介入，可以有效地压制一部分症状，让人的思维意识暂时平静、清醒、开放，这样就有可能给其他更深入的治疗如针灸、心理治疗等打开一个重要的窗口。

但很多心理咨询师认为，西药对人情绪活动的抑制作用会影响心理治疗的进展。由于情感活动的减弱，导致医患之间情感的表达与互动受到阻碍，治疗也无法向内心的更深处去探索。

如果服用西药的同时接受五行针灸或者心理治疗，那么我的建议是不宜完全压制症状，而是控制在一个相对可以承受的程度。首先接受其他治疗与康复的练习，直到症状逐渐消除，或者在自我攻击、情绪积压两方面有了长足的进展之后，再考虑逐渐减少药物的使用。当减少一部分药物后，原本被压制的问题可能逐步浮现，这时我们再通过心理治疗或针灸治疗将这一部分问题清理，然后再减药，再清理。

（2）心理治疗

总的来说，心理治疗是个大的领域，内部分很多不同的流派：认知疗法、精神分析、存在－人本主义治疗、萨提亚疗法、家庭系统排列……

在科研论证方面，它们的处境跟中医非常相似，大部分的流派都很难做科研论证。认知疗法，属于少数几个已做出大量科研验证的流派之一，尤其是在抑郁症治疗的领域，认知疗法已经做出了大量的论证成果，所以在主流学术界中，它们受到的推崇自然也更多。但据我的体验，所有的心理治疗对抑郁症都是有效的。

心理治疗的优势，在于它是真正深度处理"自我攻击""情绪积压"的有效方法，因此不难理解它们在抑郁症康复过程中的重要作用。

当然，心理治疗也有其不足。因为身体，尤其是神经系统的稳定与否，对心理状态有着极大的制约。所以在患者精神状态很差，甚至意识不完整、不能自主时，很多心理治疗方法是无法开展的。

关于心理治疗资源的获得这个问题。首先，要区别于精神科医生与心理咨询师的区别。精神科医生的主要手段是药物，而非心理治疗。

其次，会有很多专业机构经营这项服务，从互联网上很容易获得资料。一般心理治疗的收费较高，而且多数需要长程治疗。也会有一些公益的治疗师、免费的热线，也可以通过专业机构获得他们的信息。但不可否认的是，心理治疗是一项专业度极高、对治疗师要求极高的行业。

实在缺少资源的，也可以从阅读一些相关的自助、自救类科普书籍开始。

（3）正念疗法

正念疗法，是禅修的一个分支。起源于南传佛教的禅定训练，后来引入欧美世界，脱离宗教体系，独立成为一种侧重于自己练习的疗愈方案。

其主要目的是训练我们对于神经活动的自主掌控能力。从"抑郁铁三角"来讲，可以说是同时作用于我们的"自我攻击""情绪积压"以及"神经疲劳"。

首先，它是一种觉知的训练，包括觉知"心用力"的状态，以及身体上的紧张。

同时，也是对我们的信念、想法、心态的觉知，比如对种种"自我攻击"的觉知，对种种情绪的觉知。

进而，它是一系列的放松练习。既能帮我们改善身、心的紧张用力状态，也能放下自我攻击的信念的和积压的情绪。在一些心理治疗体系中会把正念作为其治疗的一个重要环节。

在我本人的康复过程中，正念类的方法起到了至关重要的作用。2017 年 Guy 老师给我做过治疗之后，我进入了一个相对快速的康复阶段，但到 2018 年的时候仍有一点抑郁的"小尾巴"去不掉。

后来这一部分是在正念类的练习之后才彻底好转的。最后这一练习方法甚至成为我持续提升自己抗压力最有效的手段之一。

当然这一训练也有其不足。它需要一个相对较高的"起点"。当我们的情绪很不稳定、神经疲劳比较严重的时候，这一练习很难开始。至少需要我们能耐受心中的焦急，不管心静与否，起码能坐下来 10 ～ 20 分钟完成一个练习。

而且练习的细节非常微妙，如果能有一位经验丰富的训练师定期指导，将事半功倍。比如，有时我们可能会不自觉地进入"使劲放松"的状态，结果导致整个人都"僵"住了，反而增加了神经疲劳。

还有一点，对于某些人来说它可能起效非常慢。

就我个人而言，我当时遇到一位投缘的指导老师——余玄墨女士，也是我的五行针灸同学。但即便在她的指导下，我也练习了 4 个月才开始看到效果。这 4 个月的训练当中几乎什么感觉都没有，若是没有老师的一再鼓励，可能我早就放弃了。但看到效果后的康复速度是非常快的。

关于其资源的获得。事实上，所有的内观、禅定、冥想、入静练习都可归于这一大类，正念练习只是其中一种。正念练习的知名度高，也是因为其有大量科研观察为基础，而且又有非常成熟的方法体系。但它也不可能适合所有人，其他优秀的方法也非常多，有时需要多做一些尝试才能找到适合自己的技巧。有很多的书籍、课程可以参考。

我个人使用的正念类的方法，是来自于杨海鹰老师所著的《如何安心如何空》一书。我在训练的过程中，有幸得到杨老师本人的亲自指导，本书中有关抑郁的原理、心力的原理等部分都受到杨海鹰老师的深刻影响。在此向杨老师表示深深的感恩。

（4）综述

综合来看，西药＋心理治疗＋正念练习是西方主流医学的一个完整的抑郁治疗方案，不但可以彻底治愈，还会让你变得更好。

> ·当一个人状态特别糟糕的时候，我建议从西药开始入手。
> ·当他相对清醒，可以自控，尤其是情绪比较通畅的时候，可以从心理治疗开始。
> ·当他状态较好，又缺少外部支持时，可以尝试从正念练习入手。

总而言之，我觉得西药是救急的，心理学的部分与正念练习的部分都是利于长远发展的。

2. 非主流疗法

（1）中医

很遗憾，中医被放在了非主流疗法的位置。但中医在治疗抑郁方面是有其独到之处的，如果说西药对神经系统的直接干预是"霸道"的，中医则显得"温和"很多。在目的上，二者走向了两个不同的方向。西医对情绪的态度更侧重于"对症"与"控制"，而中医则倾向于"因势利导"，这有一点像大禹治水的思路。

首先，中医是将脏腑功能与情绪变化作为一个整体，比如，肝主怒，肺主悲。不同于心理治疗纯粹在精神层面进行治疗，中医在调节情绪上是有其物质基础的——脏腑、经络、气等。而且也不同于西医单纯针对大脑的干预，中医的干预是涵盖心理、精神活动的。

其次，中医将心神与脏腑的异常，看作能量、气的异常。治疗上，并不是抑制异常能量的活动，而是要清理掉这些异常的能量或者引导其回归正位，可以从身体能量层面同步代谢掉一部分情绪能量。相比于单纯的情绪、想法层面的释放，这将大大加快整个"铁三角"的瓦解速度。

客观地说，也并非所有中医流派都善于治疗抑郁症。但我所使用的五行针灸，是一种尤其擅长心神相关疾病治疗的方法。关于五行针灸到底是怎么治疗抑郁的，我将在本书的第三章详细介绍。

（2）自然疗法

芳香、精油、花精、顺势疗法等，都属于西方自然疗法的范畴。自然疗法与中医类似，主张探求疾病的根源，重视人的精神，并不是将疾病视为敌人，而是追求生命本身的和谐与平衡。

很多自然疗法都声称，其思想来自东方的哲学。

（3）站桩、瑜伽、太极拳

有一些方法更侧重精神上的觉知与放松，另一些则侧重于肉体上的觉知与放松。前者似乎与正念练习是一个范畴的。可以参照正念练习的利弊来做选择。

（4）艺术治疗

艺术治疗包括色彩治疗、音乐治疗、舞动治疗等。这些其实是很明确的属于心理治疗的分类。它们都是在心理治疗的理论基础框架下发展出来的，已经发展出了严谨的理论与培训教学体系。

（5）催眠

催眠并不是什么所谓的玄学，也是明确地归属于心理治疗领域。治疗性的催眠，同样是在心理治疗的基础理论下发展出来的，也有其严谨的理论和培训教学体系，是一种绕过表层的意识，直接与潜意识对话的方法。我个人非常喜欢。

治疗性的催眠过程中，人是清醒的，随时可以自主中断的，并不是传言当中被催眠师所支配的。所以只要是正规的治疗性催眠，就不用太担心其安全性。

（6）营养补充剂 / 营养学饮食

营养补充剂，比如圣约翰草、红景天、欧米伽 3- 脂肪酸、5- 羟色胺、

SAMe、褪黑素等。在我个人看来，它们有一定的作用，但是达不到治疗性药物的效果。圣约翰草和红景天是天然植物，而其他几个是身体本身就有的生命物质。但也不排除会有一定的负面反应。

根据营养学来指导饮食，通过饮食结构调整，进而改变大脑的功能，乃至整个机体的内环境。它关注的是整个身体系统的平衡，而非局部。这是一个新兴的领域，很多人都在尝试与研究。

（7）运动

运动是一种非常有效的辅助手段，能促进多巴胺之类的物质分泌，缓解神经疲劳，而且能有效地把人从"思维的漩涡"里拉出来，同时也是释放情绪的有效手段之一。

二

熬：摆脱抑郁的第一步

1. 当我们深陷"治疗无效"的泥潭时

深陷抑郁是一个令人绝望的事情，我们都希望治疗抑郁就像修车一样：找到问题，换个零件，然后就可以重新上路了。

可惜事实并非如此，虽然已经有很多主流、非主流的治疗方法，仍然有大量的人煎熬在抑郁的痛苦中。

我们面临的可能是，难以描述的精神痛苦、"7 天 ×24 小时"的恐慌、浑浑噩噩的大脑，也可能面临药物无效、针灸治疗无效、咨询无效，任何的放松技巧都无效的绝望境地。而且，这种无助与焦躁还会很容易传递给身边的亲朋，甚至会让尝试帮助你的人也深陷其中。

怎么办呢？一个字：熬。这个建议乍一听似乎毫无意义，然而我确保这是极其有效的。

在抑郁康复的领域，大家有一个共识，就是要学会接纳情绪、接纳抑郁。这是我们穿越抑郁的必经之路。所谓接纳，也可以看作直面情绪，不逃避、不粉饰，也不尝试摆脱这些情绪。当我们深陷痛苦泥潭之时，"硬生生地熬着"就是"接纳"，就是"直面"，就是"不逃避"。

2. 熬，并不是消极地等待

焦虑抑郁是负面情绪能量的堆积，而熬的过程实际上是在消耗库存。我们悲伤、开心、愤怒，都会消耗相应的能量。当我们哭够了，积累的悲伤能量消耗殆尽，自然就不想再哭了，也不再觉得悲伤了。

进一步从身心一体的角度上来看，这些负能量是可以通过脏腑功能的活动代谢的。当我们深陷种种难受的感觉之中时，也正是我们的身体在拼命消化这些负能量的时候，身体上的种种或清晰或难以描述的症状，都是在消耗相应的情绪能量。

《内经》说"心藏神"，过往积累的情绪能量，都积压在心里。现在仓库炸了，所有的情绪能量都稽留在情绪能量的转运通道中，通道出现了严重的堵车。它们可能会堵在心里，导致胸口堵得慌；也可能会堵在头部，导致昏沉、不清醒。

熬的过程，就是在等待拥堵的车流慢慢疏通。

心就像是一个巨大的情绪仓库。小时候我们的仓库很空，可以容纳很多情绪，所以孩子们无论经历了什么不开心的事都会很快过去。但随着年龄的增长，仓库的容量越来越满，直到某一天，爆仓了。这时只需要一点点负面的事件，就能炸出一仓库的陈年旧账。

这个情绪的仓库，位于"中丹田"之中，或者也称之为"黄庭""膻中""心轮"，具体的位置就在心区。从心区向头顶有一条经络，是"神"流动的通道——心脉，它属于中脉的一段。

在平时，心中积存的情绪是隐藏的、感受不到的。但情绪爆仓时，一大堆平时感受不到的情绪能量，忽然都出现在了心区的这个位置。但心脉转运情绪能量的速度是有限的，大量情绪能量的拥堵导致一系列的胸口堵、心悸心慌的表现。

这股能量可能继续向上走，走到了头部，又超出大脑消化信息的能力，就会出现头脑昏沉的表现。

这股能量还会从心分化至五脏六腑，在五脏六腑的功能之中进行代谢、释放。比如，愤怒可能会走向肝，惊恐会走向肾，悲伤会走向肺，委屈会走向脾，羞耻感会走向心，等等。

3. 熬是一种练习

有前辈说，练习静坐时一定腿疼，但只能熬过去，没别的办法。这是身体能量、脏腑、经脉在蜕变的过程。

这跟抑郁的熬是一个道理，熬得久了，身体经脉变得越来越粗壮、通畅，浊气自然一点点散去。看起来昨天堵，今天还是堵，但事实上这就像火山爆发一样，今天的岩浆早不是昨天的那波。虽然看起来一样，实则库存逐渐减少。有的火山喷发几小时，有的喷发上百年。这个时间要看库存多少，以及身心代谢释放的能力。

我们可以给"熬"赋予一个意义：把它当作一种练习。比如，练习抗压的承载力，练习心的耐力——耐心，或者其他的什么意义。

不管你信与不信，我保证，"熬"是有效的。而且往往转机是没有征兆的。有时昨天还想死，今天一念之转，就开始逐渐好转。这就是说，库存低过了某个临界点。

有一个小伙子，治疗了许久一直是好好坏坏。他因为严重的抑郁状态，没有完成学业，也没有工作的能力，跟母亲一起生活。连下楼都困难，对社交充满恐惧，更别说工作。他对未来充满恐慌，对家人充满愧疚。

忽然有一天，他的母亲体检显示可能有癌症。他最后的寄托也崩溃了，他觉得一旦母亲去世，他也失去了活下去的情感寄托和经济支持。连续两周的时间，他都在跟我讨论关于自杀的想法。客观地说，我也觉得，他的母亲若是真去世，他可能真的没有生活下去的能力了，就算不自杀，饿死也不是没有可能。

　　某次治疗之后，我说：希望下周还能见到你。他说：不好说。笑了笑便走了。

　　听起来这是个悲惨的故事，事实并非如此！

　　隔周见面的时候，他妈妈确认是误诊，没有大的疾病。他的状态稍微轻松点，也就跟平时差不多。那次给他做了一个很重大的针灸治疗，帮助他解决"神散"不能聚焦的问题，以及心力枯竭的状态（内障、AE、"夫妻不和"、火原穴）。

　　第三周，他笑呵呵地就来了，步态之轻盈前所未见。他说自己都不知道为什么忽然就好起来了。接下来的几周时间他越来越好，开始出门约朋友见面，结识新朋友，出门旅行……

我也在想，那一次的重大治疗到底起到多大的作用？翻看过往的治疗记录，这样的治疗并不是第一次做了，其实也是效果平平。这一次的经历，或许是一次巨大的"面对"，面对他最大的恐惧。一次巨大的面对，就是一次巨大的释放。外力能做的，是协助他加快释放的进程。

"面对"二字说来简单，对当事人来说，可能需要很长很长的时间来积累力量，或是等待一个契机。

找到一个清理库存的方法，能让我们熬得轻松一些，快一些。在本章中我们将简单介绍这些方法。

4. 学会放弃

推荐一本书《箭术与禅心》。作者讲了他的经历，学箭术的前四年，他非常渴望射得好，非常渴望"那个结果"（所谓的禅心）。他的师父要么什么都不教，就让他自己乱射；要么告诉他不要着急。总之就两个事儿：熟练、等待……

第五年他要离开日本回德国，所以他急切地想要在走之前得到"那个结果"，然而师父仍然是教他熟练、等待。直到某一天，他已经放弃了那个结果，拉弓射箭变成一种"无意"的行为。师父忽然告诉他，刚才那一箭，就是了。

再分享一个我上大学时学太极拳的事，师父对我这种没有悟性的笨人使用的"笨招"：不会放松，就熬。熬到无力可用，并继续练习，直到外在看起来没有懈怠，而里面学会了偷懒。

抑郁的患者太想要马上立刻好起来了，这本身就是最大的障碍。都说抑郁症的患者得认怂，怂到什么程度呢？怂到不再想"什么时候能好"了。

所谓的"太想好"，事实上就是心态上的"用力过猛"。本质上我们想要的不是病情好转，而是想要解决现实中的某个困境。我们就是因为无力解决困境，才陷入想上上不去、想下下不来的窘迫。认怂，可以看作放弃与现实的对抗，承认自己改变不了现实，至少现在改变不了。一旦放弃与现实的对抗，我们的心将真正的松下来。我们也将真正开始思考在现实的基础上如何走好下一步。

我说的放弃抵抗，并不是一定要在"事"上放弃，而是放下"心在使劲"的这个动作。就像我们喝茶一样，轻轻端着它是一杯茶，使劲端着它也是一杯茶。

三

看到、看清、看懂：治愈的开始

人们的精神的活动遵循着这样一个原则："看见即是疗愈"，"觉知导致改变"。

改变自己的内心与解决事件，有一个最大的区别：内心的问题并不需要"解决"，只需要看到、看清、看懂，而"看"本身就会导致"解决"。

那么，我们只需要不断看到、看清、看懂自己的自卑，慢慢就会发现自卑已然悄然散去吗？是的，当然这是需要一个过程的，或者你可以借用某些方法，或者经由某件事来加快这个看到、看清、看懂的过程。

在"发展心理学"中有一个"情绪分化"的概念：

随着幼儿的成长，开始出现越来越复杂的情绪，但孩子自己并不认识这些情绪。这个时候父母有一个任务，就是命名孩子的情绪。比如，"宝贝，你是不是生气啦？""是不是妈妈跟爸爸关系很好你嫉妒啦？""宝贝真棒，是不是觉得自己厉害？"

经常会看到，一个精确的命名会很快平息孩子的情绪。这很考验父母的情商和耐心。

这个命名过程是漫长的，是一个接一个的。但就是到了成年阶段，我们仍有很多情绪是没有被命名过的。举个例子：

有一个人来扎针时，吧啦吧啦讲了一大堆她跟朋友之间的种种不愉快，我就问她：你是不是见不得别人比你好？

她哭着哭着噗嗤就笑了：对，好像就是见不得别人比我好……

后来她又讲，我又问她：你是不是需要优越感？

她说：我忽然意识到真的是这样……

后来又聊了一些关于优越感与心里某些空虚的地方。她告诉我说，没等扎呢，就觉得头不晕了，但是心里还有点堵。

我给她选了一个"丰隆＋土的原穴"，取意丰盛兴隆，填补"需要优越感"背后的空虚——希望得到关怀。

再举个例子：

有一位男士，几年前得了一场重病，中西、西医治疗了好几年，始终没有特别大的起色。这种情况一般都是"七情致病"。

治疗中，我在了解病因的时候，忽然感觉到他有一种很深的悲伤。我就问他，这个悲伤是怎么回事？

他就给我讲了很多家里的事，各种不靠谱的人、不靠谱的事。

听完之后，我的理解是，这不是一个人的悲伤，这背后是一个家族几代人的悲伤。是一种没有被看到、没有被重视、郁郁不得志的悲伤，混杂着努力振兴门楣的使命感与压力，附带着强烈的自我牺牲、舍生取义的冲动。

伯特·海灵格提出过一个理论叫"代际重复"，就是同样的心结、命运在几代人之间反复出现，这大概就是中国人说的"家运"。

当时做了一个 AE、"夫妻不和"、金的原穴，这个穴位组合并不是第一次使用，以前也是有治疗师做过的，而且不止一次。很明显，我们"看到"与否对治疗的影响是巨大的。第二次见他已经是一个多月之后，他告诉我他的悲切感好了九成，身体的恢复速度也开始明显加速，跟家人的牵绊也明显减少。

在治疗中，看到、看清、看懂，这本身是一种诊断。这种诊断影响了医生与患者之间在"神"层面的共鸣，这种共鸣对针灸治疗的影响是非常深刻的。

同样，对患者而言，一个朦胧的感觉被清晰地描述出来，这本身就是一个重要成长的过程。

"觉知"，在中国的传统中常被称之为"用心观照"。而"观照"二字，很难用其他更通俗的词汇替代。我借由这个词的含义解释一下我们该以一种什么样的心态去看。

> 《针灸大成》在讲到治"心疾"时说："贵恙起于烦恼，烦恼生于妄想，夫妄想之来，其机有三……（陷入回忆、畏惧现在、期望未来）三者妄想，忽然而生，忽然而灭，禅家谓之幻心。能照见其妄，而斩断念头，禅家谓之觉心。"

以自卑、恐惧为例。经常有人问，"看到自己自卑又该怎么办？会不会沉浸其中，越陷越深？看到自己的恐惧，会不会越来强化自己的恐惧？"现实生活中，我们也常说，不要随便给人贴标签，正是不希望人们陷入某一评判之中。确实，有时候观察自卑会陷入自卑，而有时候也会穿越自卑呢！其中窍门就在这"观照"二字上。

观照，就像照镜子一样，如实映照出某一种状态。镜子中的映像，既不需要回避，也无法改变。

观照的过程是不带有任何评判的，比如："自卑是不对的"，"我怎么自卑呢"，"我不想自卑"，"我讨厌自卑"，这些都是评判。

观照会导致消散，但评判则会导致强化。观照的本质是任其自然，情绪也好，念头也罢，一旦任其自然就会在自然流动中自然消散。而评判，不是人为地在强化它，就是有意地在压制它。无论是压制还是强化，都会导致相应的能量堆积而不能消散。这个观照的状态，也正是我常说的与精神世界的后台"贯通"的状态。即从"我"的各种痛苦中跳脱出来，回归于自我意识的源头，从一个宁静而有生机的精神维度看待"我""我的生活"和"我的世界"。

随着观照、"贯通"的发展，我们的评判会越来越少，我们的意识会变得更加清晰、宁静、理智。

自我攻击的最主要原因就是评判，我们不但批判别人，也在不停地批判自己。随着观照的持续，我们对过去的放不下、对现在的纠结、对未来的期待，都会逐渐地减少。"我应该×××""他应该×××"的念头也会越来越少。这样的念头减少，意味着我们正逐渐放弃与现实之间的对抗，意味着我们开始接纳事实，开始放下徒劳的反抗，开始放下无意义的内耗，开始以事实的眼光看待这个世界、看待下一步的选择。

觉知是一项长期工作，伴随着我们整个身心成长的过程。觉知的过程可以由自己独立来完成，也可以借助专业人士的协助。

自己觉知，并不是说我们关起门来思考，而是在生活的波澜中留意自己的状态。我们最好一边感受自己的内心世界、命名自己的内心活动，同时去外界获取信息，做一些知识性的储备，比如读书、学习、求助。当做好这些基础工作时，我们可能会在任何场合遇到"点醒"自己的机会，甚至是一部无聊的电视剧、路边的一句广告词。

最后我准备了一个情绪分类的表格，当我们无法准确描述自己的感觉时，可以在这个表格中找到一些提示。表格将附在本书的最后（详见附录1：五行对应的需求与情绪表）。

四

清理情绪：身心重建的核心

如何清理情绪，这可能是所有心理学流派都会探讨的核心问题。我姑且说一说我的理解，这也贯穿了我所提及的整个抑郁的原理以及抑郁康复的基本思路。这里先聊聊，到底要清理什么？在下一篇中，我们再讨论清理的具体方法。

1. 逐层清理

俗话说，一石激起千层浪。一个事件所造成的内心波动也有很多层次：

第一层，我们看到的往往是一个"事件"；

第二层，实际上是事件触发了我们的某个"情绪"；

第三层，我们会发现，这一感受来自某一"心态"；

第四层，这些心态可能来自更早时候的一些"基本需求的未满足"。

举个例子：某天，妻子因为丈夫乱扔袜子而感到气愤。如果我们讨论愤怒背后的心理过程，她可能会说，"我感到不被尊重""我感到沉重的负担""我感到被忽略"。如果我们再讨论这些感受的成因，她可能会说，是因为过去，甚至是小时候发生过去的一系列事件。

那么：

"乱扔袜子"是事件。

"愤怒"是情绪。

　　"我觉得不是不被尊重的"是心态。

　　"被尊重"就是"基本需求"。

　　理论上，越是从靠下的部分清理，就越深入，效率也越高。尤其是清理到第四层的时候，所有问题都归结于数量很少的几个点了，只要稍稍清理一点点，上层可能就会有一大片的问题随之消散。

　　但我们并不是总能触及最深刻的层面，事实上是在哪一层面感觉最明显、体会最深刻、看得最清楚，在哪一层的清理效率就是最高的。贸然向更深层面推进有时会从感觉中掉出来，沦为纯粹的思维分析，失去了清理的基础。

　　从第二层开始，就都是感觉层面的事了，越往深里去，思维参与的成分越少。既然是清理感受，就不能只停留在逻辑层面，比如：逻辑上我知道我是想要获得认可，但实际上我没有唤醒直观的感受。这样的清理效果反而不好。

　　在下文中，我将这几个层面及其内容仔细划分，并非要记住其内容，而只是一个提示，当我们实在无法命名自己的感受时，可以在其中查一查，或许会有一些灵感。

附：关于情绪、心态与需求的解读

　　（1）需求与欲望

　　需求和欲望可以看作最底层的精神活动，其他的活动都是由此延伸出来。

　　这些需求是人与生俱来的，它们可以被压制，却永远不可能被消除。那些在童年时代没有被满足的需求，会在我们的内心留下巨大的空洞，以至于成年之后仍在不断地向外抓取，以期填补自己内心的空洞。而这些满足往往是短暂的，并不能真正填补内心的空洞，这就形成了"欲望"。

　　即便我们在精神层面超越了欲望，这些需求仍然以一种温和的方式，在驱动着我们的生活。

　　确切地说需求是没法清理的，我们只能"满足"，区别是我们在哪一个层面去满足它。显然不能通过向外的抓取去获得，那我们可以通过在内在感受、心的能量层面去满足。比如，一旦我拿到了"被喜欢"的感受，我就不会再自卑、不会再证明自己、不会再因此而抱怨。

究其原因，不是我们内在没有这些东西，而是我们不认识，这就跟"命名情绪"一样，内在的"满足感"没有被命名过，所以才会出现永远无法弥补的感觉。所谓的满足，也就是先放大这个感觉，然后通过"觉知""看到"，来一次次认出这些需求背后"满足感"。

说白了，这一步就是"感恩"。

什么又是在能量层面去满足呢？我会在第三章中关于能量、"自我"、针灸的部分讲解。

（2）心态

没有得到满足的需求演化成了很多种负面的心态。所谓心态，是我们情感活动的一部分，但又比情绪更为深刻，也更为稳定。它是固化的三观、经验与情绪的混合体。我们可以在一个人深信不疑的信念、思维模式、为人处世的惯性、不易改变的态度中看到这些心态。心态往往是一种长期的、不易改变的、潜移默化的影响。负面的心态又分为"恐惧"和"欲望"两个方向：

· 掌控与前进：怕失控、怕未知、怕被困住、怕失去自由；想要控制、想要前进、想要突破、想要知道、想要变化、想要好玩。

· 喜欢与连接：怕得不到爱、怕不能给予爱、怕失去关系；想要被爱、被喜欢，想要连接、想要表达爱、想要做好人。

· 积累与融合：怕匮乏、怕辛劳、怕消耗、怕得不到关注、怕得不到帮助；想要更多、想要舒适、休息、放纵，想要同情、帮助，想要给予、想要表达、想要融入群体。

· 价值与不同：怕失去尊严、怕不被认可、怕没有意义、怕失去独特性；想要独特、想要分离、想要超脱、想要价值、想要意义、想要尊重、想要认可。

· 安全与探索：怕不安全、怕受伤、怕生病、怕不可知的危险、怕死；想要安全、想要解决危机、想要探索、保持流动不静止。

"恐惧"和"欲望"这两个方向,虽然听起来是一个意思。但在实际的觉知中,分别从两个角度入手往往更容易有所体悟。

（3）情绪

最后,负面的心态,化为纷繁复杂的诸多情绪。基础的情绪分为五大类,每一类情绪又有"太过"与"不及"两个倾向。

· 掌控与前进——怒

不及为死寂:无聊、枯燥、沉闷、了无生趣、挫败的、没有希望、爱咋咋地、都行、无所谓、就这样吧、徒劳、放弃、无力、漫无目的、麻木、一无是处、拖延。

太过为对抗:粗鲁、强横、压迫、想攻击、想争论、不公平、凭什么、易怒、报复、憎恨、不耐烦、想发泄、抗拒、对抗、压抑、固执、一意孤行、控制、掌控、指挥,不希望被压迫、被控制、想反抗、被限制、被质问、被否定、跟我自己想的不一样,害怕没有力量、不能建立成就、不能行动。

· 喜欢与连接——喜

不及为羞耻:被拒绝、尴尬、内疚、害羞、丢人、不被喜欢、不被爱、怕被看到、怕被嫌弃、怕做得不好、讨好、委曲求全、害怕冲突。

太过为狂热:喜欢到不行、成瘾、亢奋、不顾一切、放纵（享乐）、迷恋、迫不及待、不计后果、无意识的、无节制的、嗨、狂喜。

· 积累与融合——思

不及为悲惨:忧愁、不被关心、不被理解、不被看到、不被接纳、物质匮乏、悲惨、孤立无援、没有后台、委屈、不容易、不稳定、辛劳、想要倾诉、穷困潦倒、没有尊严、艰难、沉重、负担、被拖累。

太过为贪求:占有、拥有、要更多、还不够、欠我的、想吃、想买、囤积、渴望、自私、非有不可、吝啬、舍不得、嫉妒、选择障碍、放纵（慵懒）、懒、弱小无力。

· 价值与不同——悲

不及为悲伤:无意义、遗憾、悔恨、错过、留恋过去、惋惜、被抛弃、被嫌弃、惭愧、沮丧、被欺骗、失去、离别、凄凉、被忽略、被排斥、被排挤、心碎、被误会、不被认可、被指责、被羞辱、背叛、不被尊重、悲痛、伤心、绝望、破碎、被比较、被否定。

太过为傲慢：冷酷、冷淡、绝情、孤傲、厌倦、不关心、距离感、远离、尖酸刻薄、严厉、苛刻、嫌弃、鄙视、审视、嫉妒、傲慢、没有同情心、轻蔑、自夸、骄傲、不可置疑、我一定是对的、得意、评判、不凡感、居高临下、看不起、完美主义、假谦虚、无所不知的、我比你好、被拖后腿。

· **安全与探索——恐**

不及为不安：停不下来、总想干点啥、停下来就有危机感、折腾、不停地换、不停地找、寻求刺激、急切、着急。

太过为恐慌：不敢信任、颤抖、紧张、不安、担心、焦虑、惶惶不可终日、惴惴不安、小心翼翼、恐惧、被伤害、被威胁、怕死、疑病、想要逃、不愿出头、不敢张扬、拘谨、迟疑、犹豫不决、紧张、怯场、害怕冲突。

2. 阴、阳两面的同时清理

（1）恐惧与欲望

恐惧与欲望会结成一对联盟，我们需要同时从两个角度一起去体会并清理。比如，我们越是想要优秀，就越害怕平凡。

如果我们只关注到对平凡的恐惧，可能会陷入永无止境的清理，因为我们没有意识到还有一个不曾被满足的空洞。

相反，我们不停地清理自己的傲慢与自大，也会陷入一个永恒的循环，因为我们忽略了对平凡的恐惧正在不断滋生这些欲望。

最后，追根究底，都是因为那些没有被满足的基本需求。

（2）正面与负面感受

我们不但要清理负面的感受，同时也要学会释放正面的感受。《道德经》说："美之为美，斯恶已。善之为善，斯不善已。"当我们越是贪恋于那些美好的感受，对负面感受的恐惧越会随之加深。

当我们坦然地允许美好的感觉来了又走，慢慢地我们内心那些未被满足的需求反而随之会被填满。当勇敢地让它离开时，似乎我们已经经过了一系列的心理斗争，最后我们坚信，那些美好的感觉还会回来的。就是在一次又一次的来了又走之中，我们慢慢意识到，爱从不曾远离，那些美好的东西也从不曾远离。

相反，当紧抓着某个感觉不放时，我们其实在不断地强化自己的信念——我没有这个东西。

俗话常说，花出去的钱才是钱。在美好感受中，坦然消费这个美好的感觉，并允许它的离开。这是一种真正的融合，这个感觉正在融入自己心中。而紧抓着不放，则是一种分裂，其中出现了一个在使劲抓的"我"，和一个被追逐的"感觉"。

可以体验一下，想象一个我们特别想要的东西，比如某一种美食，当你"想要吃"时，心里升起的是一种"需求感"，但我们真正得到美食的时候，往往是想着下一口，而不是这一口。所以我们常说，最养生的吃法，要细嚼慢咽，每一口食物要嚼 36 下，这不只是一个生理上的要求，也同样是填补我们内心对需求感的空洞。

将美好融入内心与追逐美好，是两种非常微妙的体验，推荐一本书：朗达·拜恩的《秘密》。

3. 打包清理

我们常说"童年创伤"这个词，似乎现在的种种情绪反应都是童年创伤的"杯弓蛇影"。我是赞同这一点的，甚至我觉得这个源头可能比童年创伤更为久远，也就是中医中所说的"先天"部分，与生俱来的那部分。从"先天"的角度而言，"童年创伤"也并非源头。

比如在五行针灸的理论中，某一五行属性的人，先天就存在着五大类基本需求中的某一个是匮乏的、得不到满足的，以至于同时出生、相同性别的双胞胎所形成的童年创伤并不一致，这是因为他们先天的关注点、想要的东西就不一样。所以我个人其实更愿意使用"旧伤"一词。

（1）旧伤的源头

不管这个旧伤的源头在哪里，"感受"本身是超越时空、连接着过去与未来的。比如，"委屈"这么一个感受。当我们抛开头脑，真正沉浸在委屈这个情绪当中时，释放掉的并非某件事的委屈，而是过往所有同类的委屈，包括童年创伤、家族成员的互相影响，乃至"先天"的部分。

在心理治疗圈中，我看到不同流派用不同的方法唤起某个感受，让患者真正沉浸在这个感受当中，再将之清理。有的流派通过"童年经历"的追忆回溯，有的通过催眠唤起所谓"前世记忆"，有的是通过"家族序列"，有的通过"亲密关系"。有一些流派会非常重视这个感受的源头，并坚信必须从特定的源头清理才有效果。那么，童年、前世、家族……到底哪里才是源头？为何每个流派都只触及了某个"片面"，却都能有非常好的治疗效果？

旧伤的源头到底从何而来？各家有各家的理论，但总体指向一个共识：今日之感受，皆是过往某个种子的再度触发，而我们的心就像是种子库。

对此，我只能说我的观点是：源头在哪里并不重要，"感受"本身是超越时空连接着过去与未来的，也连接着与自身相关的一切人物。一颗种子，会在所谓前世今生、家族能量、童年经历、事业、爱情、友情等各个方面同时生根发芽。我们总是在生活的方方面面，乃至身体的气血运行中，上演着同样的模式。这一切都只是心中的一个"相"。在五行的理论中，我们将一切最后都关联到五行能量之中。同样，我们也可以将其关联至其他对"相"的分类方式之中，如八卦、星座、气质、血型等。

（2）将散在的旧伤关联起来

治疗当中，当我们唤起情绪感受时，越能抛开对人对事的评判，也就是单纯地进入感受，就越能在更广的时间链条之中，清理同一感受。而且时间链条上的具体事件会逐渐被回忆和关联起来。

比如，"委屈"到底是个什么感觉。恐怕大多数人只是认识这个词，并没有深入地体验过"委屈"到底是个什么感觉。

随着这个感受的深入，过往的记忆会被关联，乃至父母、家人的委屈，也可能会被关联而间接释放。甚至那些"先天"的委屈，跟个人经历不完全能对上号的委屈，也在被一并释放。

　　另一方面，我们也可以有意捕捉过往不同事件中的同类感受，以加快这一进程。比如，因母亲而起的委屈，因同事而起的委屈，因疾病而起的委屈。

　　总之，唤起、进入感受是一个重要的前提，单纯地描述事件、评价事件并不属于进入感受。

五

具体的方法（1）：清理情绪

前文说的大部分都是理论。"知道"与"做到"之间最重要的是持之以恒地练习。

> 曾有一个极其顽固的抑郁症案例，西药全部无效，换了几个心理咨询师也都无效。我也一度对他的治疗感到无力，治疗的速度远远赶不上他自己消耗的速度。再三尝试后选定了一个方案，针灸＋持之以恒的练习。除非在诊室治疗，无论他问我什么，我的回答只有一个：忍着，继续练习，直到我们下一次见面。
>
> 在这个方针下，治疗终于有了长足的进展，用他自己的话说，外力治疗见效更快，但练习的效果才更持久更根本。

提供一些小的参考方法，也是我经常带着我的患者们一起练习的。不要小看这里的任何一个方法，每一个都曾帮助过很多患者。也不要期待一练习就马上有奇效，练习、练习、练习，这是一个不断重复的过程。

本章中，我们先从清理情绪入手，通过清理情绪能量来疏通心力流动的通道。

1. 觉知

觉知是所有清理类方法的根基。如前文所说，这里的觉知包含了四个层面：①事件。②情绪。③心态。④基本需求。所谓觉知，就是识别我现在什么心情、我是怎么想的、我想要什么。假如各种感受像一个电池，而看到这个感受就像是接通显示屏，显示的过程就会消耗电量。

> 比如，"不配得感"，这是一个很难一下改变的惯性。当每一次升起"我不配得"的念头时，提醒自己，"哦，'不配得感'又来了。"仅此而已，就足够了。

这个方法不一定速效，但一次又一次地识别，几个月后一回头，你会发现自己已经有了很大的变化。值得注意的几个要点：

（1）命名是一个重要步骤

为了方便你的识别，你可以给这个感受起一个名字，以便你能在一片模糊中清晰地识别出它，比如"怕做不好""怕丢人""不配得""担心生病"。

起名字还有一个好处，就是帮你从中跳脱出来，不跟这个感受混在一起，不被它控制。这一步在禅的训练中称之为"主客分离"，即"我"和"我的感受"分开。

（2）体验感受是重点

只是在逻辑上贴一个标签还不够。发现之后，还要再深入体验这个感受，直到耐受，进而接纳，再进而释放掉这个感受。体验，不是说要一直沉浸在里面，哪怕一瞬间的体验也是有用的，可能我们命名、识别的一瞬间，就已经完成了一次体验。这一步在禅的训练中称之为"主客融合"，是"我"与"我的感受"的和解。

（3）识别"二次攻击"

如果你在识别到"不配得感"之后，又跟进了一个"我真糟糕，我怎么就改不了呢？"——这就是我说的"二次攻击"。这也不要紧，你只需要跟自己说："哦，我又开始全面否定自己了"，然后赶快岔开自己的思绪，以免陷入漩涡之中。

（4）查阅表格

在本书的最后，我整理了一个有关我们的情绪、心态和需求的表格（附3），当实在无法命名自己的情绪时，不妨去其中查一查。

随着觉知的熟练，当"识别、接纳、融合、消散"已经成为一条龙的习惯时。我们就会慢慢放下主动的识别，让感受自然发生，让觉知自然发生。

这时，任何一个感觉都是一样的，没有好坏，也没有喜欢不喜欢，既不躲避也不贪恋，一切都如其所是。越接近这个状态，就越能体验到，我们每一刻都有大量的感受浮现，而感受被体验到之后，又随之消散。我们的心就像是"行到水穷处，坐看云起时"，有情有义，有喜怒有哀乐，敢爱敢恨，又不受情绪的困扰。

古圣云："居一切时不起妄念，于诸妄心亦不息灭，住妄想境不加了知，于无了知不辨真实。"这是由高到低的四重境界。第二句所说的境界，也就是人们常说的"超越思维，活在当下"，活在清醒之中，活在觉知之中。让思绪、情绪自然流动自然消散，不加阻拦，不加批判。只要持之以恒地练习，这个状态并不难达成。后两句可以理解为，不要主动去关注那些情绪、念头，是不是做到了不关注，也不要去较真，有个意向就好。

2. 反躬自问

以下的几个反躬自问的问句来自"圣多纳释放法"，它是由莱斯特·利文森所讲述的方法，圣多纳是他所居住的城市。这是我最喜欢的方法之一，我简单介绍一下其中的核心方法。我们借由这一系列问句，解读一下整个情绪释放方法的大框架。

这里有几个经典问句，我们只需要通过反问自己就可释放情绪：

1）我现在什么感受？

2）我欢迎这个感受吗？

3）我愿意放下这个感受吗？

4）我能放下这几个感受吗？

5）我什么时候放下这个感受？

莫要小看这几个问句，这个设计得很精妙，我来说说其中的原理和我自己的体会。

（1）进入感受：我现在什么感受？

这就是在前文多次提到的觉知的过程。这是最重要却最容易忽略的一个步骤。我是什么感受？我生气。那生气是什么感受？这可能是我们经常忽略的部分。

那就先去感受生气、悲伤、委屈是什么感受。释放自己的感觉，就是让你的感觉充分呈现出来，不要压制、忽略它。仔细去分辨时可能会是以下几种感觉：①它可能是一种清晰的情绪。②也可能还有身体上的感受，如发抖、气血上涌、心区堵，等等。③也可能是一个信念，如没人喜欢我、我做得还不够好、我丈夫不爱我，等等。④心里在使的一股劲，如想要做得更好，想要控制局面，等等。

这个过程中，感受已经开始释放了。而且，越是清晰的感觉，释放的效率越高。如果你只是用语言"定义"为我正在悲伤、愤怒，这样是没有用的。必须实际体验到这一感受，即便是某一信念也应是心有所感的。

有时候，我们一感受，那个情绪就没了，不感受它又回来了。这说明我们感受情绪的功能太久没用了，有点生疏。但即便如此，哪怕只是惊鸿一瞥，也是在释放了。

（2）释放对抗：我欢迎这个感受吗？

你欢迎你的感受吗？你欢迎你正在嫉妒吗？欢迎你怨恨自己的父母吗？八成是不欢迎的，我们都很希望自己没有这些糟糕的情绪、念头。但是，不欢迎就意味着"压制"，而压制就会导致这个感觉无法释放出来。

怎么办呢？到底欢不欢迎，如实回答就好。

· "怎么可能欢迎，这个感觉太难受了，我再也不想体验分手的痛苦了。"

· "no no no，当然不欢迎，谁会想体验忐忑不安的感觉。"

事实上，当我们坦然承认自己不欢迎、不允许自己有这样的感受时，就正在释放心中"对抗""压制"的力量。释放完了"对抗"，自然就欢迎了。

这里有一个陷阱："好吧，我接受，我是糟糕的，不然还能怎么样呢？"

这种接受仍然是"对抗"，你可能只是"能忍受"，不代表你欢迎和喜欢。

只要不是欢迎，就继续"体验感受＋自问自答"。当我们坦然承认各种不欢迎的时候，反复重复这个步骤。慢慢地，几分钟或者几天后，我们会觉得"我欢迎这个悲伤，这很真实，我就是这样的感觉"。这有一点像是你自己能够理解你自己、同情你自己、怜悯你自己，就像你在一个安全的怀抱里，你的情绪、感受不再受到压抑地涌现出来。

当我们不再对抗这个感受的时候，它就会开始快速消散。

（3）**释放执念：我愿意放下这个感受吗**？

有人会问：开玩笑，难道有人会抓着一个负面感觉不放？当然会啦，比如一生不能释怀的仇恨，比如有人会用悲伤来纪念逝去的爱情，或者单纯地就是放不下对健康的担忧。

这一切都无可厚非。坦然承认就好，承认着，承认着……或许几分钟后，也可能有一天，我们忽然觉得，"哎，过去那么久了，也该放下了"。这个感觉有一点像是一种深深的原谅，原谅了自己，原谅了对方，或者原谅了这个世界，感觉我们可以轻装上阵，重新开始了。

这一步，通过坦然承认来释放"执念"，"执念"释放完了，自然就放下了。

只要答案不是"我愿意放下"（"我可以放下""我希望放下"都不算），就继续反复"体验感受＋问自己是否欢迎＋问自己是否愿意放下"。

（4）**层层深入：我能放下吗**？

一来，这是一个继续深入释放的入口。

如果我问我自己："我能放下我的自卑吗？"答案是不能，那就继续重复以上步骤，你可能会发现自己心中有新的、更深层的答案。无论如何，真实的答案最重要。放下"我应该放下，应该允许……"，单纯地回答"我愿意或不愿意""能或不能"，这无关道德、无关人品、无关尊严，这就是一种清理。

二来，我们可能触及那些无法被抹除的基本需求。

我们可以问自己："我愿意放下对'被爱'的追逐吗？"只需要如实地回答"愿意"或者"不愿意"。慢慢地我们可能会开始质疑：我真的不被爱吗？

为什么我们感受不到自己本来就是"被爱"的？然后要去从外部世界获取"被爱"？也许是"被爱"的感受在我们的生命中确实贫瘠，确实不曾有人给予过我们这样的感受。但"少"并不意味着"没有"，我们并不需要全世界都爱我，有时只需要一点点真心就能让我们的心安稳；也许是它在我们生活中常常出现，但我们并没有注意过它。这就像命名一个情绪一样，我们需要在生活中认出它，不再忽略它。随着我们不断认出"被爱"的感觉，内心的空洞将被慢慢填满。

（5）**我什么时候放下**？

这是一个保险，以防我们忽略了什么。只要不是已经放下了，就仍需继续。重复以上几个步骤。

再强调一下，一定从体验感受开始，每一个循环都是从体验感受开始。我见过太多人练习无效，就是因为并没有真正进入自己的感受，只是从概念上定义了一下，这个叫"悲伤"，而没有让自己真的感到悲伤，此时心和脑是没有连接的。

在此推荐一本书：《圣多纳法》，作者是海尔·沃德斯金。

3. 体感释放

这种方法被广泛地使用在很多流派和领域中，比如中医的吐纳导引、"心平健康学"的揉球法、西方的舞动治疗等。

其原理是通过"体感"和"动作"，来促进我们对内在精神活动的觉知，并以此来释放。我简单介绍一下练习方法：

第一步：伸出我们的双手，或者一只手也可以。可以感受这样一些东西：①感受两手之间有一团若有若无的"气"。②如果没有"气"，单纯的手部的感

觉，只要你能感觉到手的存在，就一定有某个感觉存在。（除了用手之外，身体的任何一个部位或者笼统地感受全身，都是可以的）

第二步：把那个不舒服的情绪、心态、需求、欲望，"放"在这团气里，或者手掌上。

第三步：很快，这团气的感觉（或者手、身体的感觉）会发生变化，如变凉、变沉等。或者身体会想要自发地做一些动作，比如想要很快地用手画圈，身体想要慢慢摇摆。慢慢感受这些感受或者动作，直到它们慢慢消散或者停止。

第四步：如果能量这个感觉迟迟无法消散，就尝试反其道而行之，将这团感觉收回来，融入自己的心。

说一说其中的要点：

（1）这个体会的过程，就是情绪在能量层面消耗、释放的过程。

（2）如果感受是发生变化而不是消散，那么可能其背后还有其他情感活动需要去觉知。

体会的过程中，或许会有灵感出现，让你想到什么，这会帮助你进一步的觉知；没有灵感也不要紧，就单纯地感受，也是在释放。

比如，我的手可能变得越来越沉，我越来越不想动，这让我联想到某种艰难感、负担感、无奈感。那就去体验这个沉重、不想动，我的艰难感也在随之释放。

有时候我们说不来是哪种难受，就把这"不知道是什么的难受"放在手上去体验，它也会呈现出某些手感，或许它就慢慢消散了，或许体验一会儿你就能清晰地看懂它了。

（3）为什么又要将它收回来呢？就是满足那些未曾满足的基本需求。我们可以引导手上的能量顺着手臂进入自己的心里，也可以把这团能量直接用手塞入胸口，也可以想象有一个小小的"你自己"放到你手里，把"你自己"和那个感受捏到一起，总而言之你能想到的任何方法都可以。

比如，我可能会感觉到手上捧着一团暖洋洋的能量，这可能会让我联想到被爱、被喜欢的感觉。那我就把这团暖洋洋的感觉收回来融入自己的身体或者心之中。慢慢地，我心中会升起一种"我是被爱的，被喜欢"的感觉，这与任何理由都无关。

有时我们需要主动去体会某个正面的感受，并将之收回。比如当我们因得不到尊重而感到愤怒时，释放愤怒或许感到困难，那就尝试把"被尊重"的感觉放在手上去体会，并收回。重点是我们要找到这个负面感受的背后，我们想要获得的需求是什么？

我们也不用担心错把某个负能量收进来了，即便是负能量，也会在接纳、融合的过程中释放。

（4）有些"事"是难以接纳的，比如死亡、疾病、贫穷、离别。事实上重点不是接纳这些事，而是事所激发的感觉。当我们从"事"回到"情绪"时，接纳变得容易了许多。当然有些情绪仍然是难以接受的，比如恐惧、绝望。当我们从"情绪"再往后退，回到一种纯粹的"体感"时，接纳将变得轻而易举。

4. 穴位敲击

这一方法来自一种叫作"EFT情绪释放技术"的方法，有兴趣的读者可以参考《轻疗愈》一书。它有较多的科研数据支持，是一个可以用科学数据证实的方法。这一方法与五行针灸的一些理论高度重合，我个人会结合二者稍做优化：

步骤一：轻轻敲击①后溪：在手掌小指侧的侧面正中央。

一遍敲击一边跟自己说："我现在感到×××（某种情绪），我完全接纳我自己。"

步骤二：按顺序敲击如下各个穴位。

②攒竹：内侧眉头。

③瞳子髎：外眼角，眼眶骨之外的凹陷，即太阳穴稍微靠前的部分。

④承泣：下眼眶，眼眶骨的正中点。

⑤人中：鼻尖与嘴唇中间。

⑥承浆：唇下，下巴的中央区。

⑦俞府：锁骨下缘内侧，靠近胸骨的凹陷。

⑧中府：锁骨下缘外侧，靠近肩膀的较大凹陷。

⑨极泉：腋窝区。

⑩百会：头顶正上方。

同时一边敲击一边直接说出自己现在的感觉，比如：我就是很生气，我就是很烦躁。

其中原理：

在这套方法原本的 9 个穴位之上，我加入了一个⑧中府穴。

其中的后溪，是通于心的最直接的穴位之一。百会，是心脉与天地交汇的出入口。

其余的 8 个穴位正好位于十二经循环、任督二脉循环的"交接区域"。这些穴位与五行针灸"出入阻滞"的穴位几乎一致，就是十四经（十二经 + 任督二脉）之循环中，下游经络的起始穴。关于这一部分我将在第三章"精神活动的内在矛盾"章节中展开分享。

> 这一方法中，任督二脉的交接，同时使用督脉的人中、任脉的承浆。其他几个穴，都是十二经交接中下游经络的第一个穴位。唯其中心包经的起始穴位于乳头旁，于女士而言操作不甚雅观，这里使用的是上游经络的结尾穴俞府代之。五行针灸里也同样使用其他穴位替代它。

其中要点：

1）我们不能把它当作一个纯粹的穴位按摩来使用。单纯的穴位按摩更多的是针对气血能量，只有精神意识的加入，才会让穴位与精神能量的活动建立连接。

所以，一边敲击一边把心里话说出来是非常重要的，心中默念也是可以的。

不难发现，它的引导语与"圣多纳法"的原理基本类似。我个人觉得此法结合圣多纳法的经典问句来使用，效果会更好。不必考虑引导话语与穴位的对应关系，随心而发的操作即可。

2）对穴位的精准度要求并不高，大体位置不离即可。

3）至于穴位的敲法，比较随意。可以双侧也可以单侧，可以一个穴位敲很久，也可以每个穴位敲几下，多敲几个循环。但力度宜轻不宜重，越轻柔的力量越容易与心神共振，越重的力量则越靠近气血、筋骨的层面。

5. 看电影：触发情绪流动

如果这些方法都还不行，那就说点更接地气的。确实，有些情绪是很难面对、很难清理的，比如恐惧、内疚、羞愧、后悔、愤怒……这些都是很顽固的情绪。

怎么办呢？悲伤，是释放这些顽固情绪的最有效手段。而"爱"，则是人类情感最底层的"正气"。用爱来扶正，用悲来祛邪，正合我们常说的"慈悲"之意。

找个东西唤醒我们的"爱"，唤醒我们的"悲"。我最常用的方法是"看电影"。要看那种"走心"的，一边看一边哭的，有爱、有感动、有悲伤的。比如现在电影网站上"按打分排序"的电影，打分高的就一个一个地看。

人最想获得的就是爱，而人最恐惧的也是爱。其实很多人并不太敢触碰这一类"走心"的电影，这是我们内在巨大的冲突，请各位勇敢地面对爱，从一部走心的电影开始。至于能不能哭出来不重要，有所触动就可以了。

六

身体的升级：改变神经系统的反射

我们也可以从一个更"物质化"的角度去看待焦虑抑郁的康复。

大体上来说，人体的内脏神经系统（植物神经）分为两个功能方向：①"交感神经系统"（紧张、兴奋、解决危机）。②"副交感神经系统"（放松、舒缓、休息、积攒力量）。

我们也可以更简单地将压力、抑郁、焦虑都理解为"神经系统过于紧张兴奋，无法放松"。而情绪旧伤的发作，则可以理解为神经系统中遗留的某种条件反射被触发了。

所以如何让自己的神经系统松弛下来，这是一个重要的技能。

首先，如果可以在每次情绪旧伤被触发的时候，都能够有效地平复其神经冲动，那么，我们旧有的创伤记忆就会在一次一次的"唤醒，平复，再唤醒，再平复"中慢慢消散，我们对某一种情景的耐受力也会随之慢慢提升。

前文中，我所提到的"适当强度的挑战＋有效的安抚与帮助"正是利用的这一原理。同时这一原理也被"行为认知疗法"所采纳，并形成一种叫作"系统性脱敏"的训练方案。这一方法，在应对焦虑、抑郁的康复中尤为有效。

其次，有一些人，焦虑并非完全因为过往的旧伤，而是因为天生过于敏感的神经系统，也就是我曾经提到的"高敏感人群"。既然不属于一种疾病，他们也很难通过外部医疗手段彻底解决焦虑与抑郁，唯一的办法，就是通过训练来让自己更容易获得神经系统的松弛，提升神经系统的韧性。

这种调节能力的获得，不只是针对高敏感人，事实上，这对任何人而言都是提升抗压力最有效的手段。

如何获得这种能力呢？

首先，是"内化"。内化，就是把外部给我们的松弛感逐渐变成记忆，变成自己本身新的条件反射。比如，安抚、陪伴、无条件的爱、宽容、理解等，都会带来这种作用。也就是说，一方面，在生活中不断被刺激导致紧张；另一方面，不断回到这种放松舒适的环境中浸泡，直到身体慢慢熟悉了这种"紧张－放松"的切换。慢慢地，我们就可以随意操控自己的神经系统，想放松就放松，想兴奋就兴奋。

这就是我常说的"安抚"的重要性。

其次，是练习。通过一些特殊的手段，人为地诱导松弛状态的出现，然后跟前者一样，将其内化成一种身体本能。比如瑜伽呼吸、导引吐纳、正念练习、禅定、冥想、"心流（flow）"等。除此之外，阅读、听课也是一种有效的诱导手段，这是一种在精神层面靠近作者，并与之建立共振共鸣的方法。

或者说它本身就是一种"安抚"，重点是它是可控的、可获得的，是不依赖人际环境的。

七

具体的方法（2）：松弛神经

对于一些人来说，"那种恐惧太强烈了"，"那种悲伤太深刻了"，"那种愤怒不可遏制"，这种情况下，很难用一种平静的心态去体验自己的感受，此时"看见即是疗愈"的方案基本是行不通了。这时我们可以通过对身体的运用，来改变神经系统的状态。

1. "一心一意地做，既不思考，也不感受"

这个时候，我们可以采取"一心一意地做，既不思考，也不感受"的方法，也就是"不用心地做""不努力地做"，很多人会建议跑步、锄大地、干农活。

理论上，练字、洗碗、擦地都可以，但太简单的操作，可能不足以将我们的思绪拉回来，像跑步、打球、登山、滑雪、游泳、种地等更容易"全身心地投入操作"。

禅修的诸多方法中，有一种叫作"行禅"的练习方式，其实就是走路，把注意力放在每一步的迈出和踩地面的动作、身体的用力上等，这个练习对焦虑抑郁的康复是很有帮助的。

身处焦虑时，气血能量都集中在我们的头部和心区，如果能够反其道而行之，就可以将这些淤积的能量返还至四肢、肌肉之中，将体力耗尽，你可能就会觉得心里变得平静了。

但是要留意，这里有两个关键点：

（1）不能有"努力做"的感觉。也就是不能有那种"心里提起一股劲去做"的感觉，越是努力，心就越是堵。

不建议选择"比较性""竞争性"太强的操作，容易激发我们心里"努力的劲"。

（2）"去操作"而不是"去感受"。前文我们还在说"觉知"的重要性。为何我会提出放下觉知？

事实上，焦虑的人普遍存在"过度向内觉知"的情况，这时的觉知并非一种自然而发状态，而是一种"用力过猛"的状态。

前文说到清理情绪与觉知时，我们提到由高到低的四重境界："居一切时不起妄念，于诸妄心亦不息灭，住妄想境不加了知，于无了知不辨真实。"而"简单地做"，就指向第三句话的境界。

试试握紧拳头，这时你可能会感觉有一个"在使劲的我"，还有一个"知道我在使劲的我"。"知道的我"往往是在头部，而"使劲的我"则跟心连接更紧密。我们可以选择"养大"这个在使劲的我，这样我们意识的重心就会由脑降至心。

2. 放松训练

常见的有静坐、站桩，事实上不拘泥于形式，就是对身体的一种掌控。本质上，所有禅修、瑜伽、冥想等，都是为了人为地诱导神经系统的松弛。笼统来说，身体的放松其实是所有调节神经系统的方法的基础。熟练之后，你会觉得，放松焦虑与恐惧的感觉，就像"松开握紧的拳头"——想松就能松，它就是你身体的一个部分，有一些抗压力很强的人，事实上天生就具备这个技能！

如果是单纯的放松，对于焦虑抑郁状态的人很难实践。说白了，就是静不下来，练不进去。配合一些操作性强的练习，如在呼吸中体会放松，在跑步中体会放松，在干农活中体会放松等，相对容易操作一些。

"渐进式放松"是个不错的放松方法，即便是焦躁不安时也不难操作。这个方法在行为认知疗法中使用得非常多，大体上抓住几个要点就够了：

1）主动绷紧肌肉再放松。如果你不会放松，就反其道行之，借由紧张来反向体验放松。

2）不要太用力，有个反差就可以了。核心是借由这种反差，体会松弛感，内化松弛感。

3）分区域操作，可以把全身分成若干区域，从头到脚，一个一个地练习紧绷再放松。初期分区不宜太多，否则容易让人感到烦躁。刚开始可以只挑几个重点区域去体会，比如面部的表情肌、肩膀、呼吸肌、腰腹等。

3. 呼吸练习

呼吸是人体唯一一个介于自主控制和非自主控制之间的生理功能，呼吸也是最有利于诱导植物神经松弛的手段。

最值得推荐的是一个叫"4-4-8呼吸法"的技巧：

用4秒吸气、吸满后静止4秒、再用8秒慢慢呼气。

其中有几个要点：

1）吸气要吸满，吐气要吐尽。虽说要吸满吐尽，也不是要拼仅全力去吐尽，两三成力气也好，七八成力气也罢，舒适为度。用力过猛反而容易紧张。无论我们是努力拼搏，还是努力放松，本质上都是努力。

2）吸满、吐尽时不要憋气，不要紧闭气道，继续保持呼/吸的动作就好。

3）4-4-8的时间是个概数，不必拘泥，以免因此而不能放松。重点是不要太快，否则容易诱发神经系统的紧张而非放松。

八

提升心力：恢复≠提升

如果想让我们的心力不断增长，单纯的放松是不够的。放松只是恢复心力，而非提升。提升心力，可以看作精神力量的扩容，从中医的角度而言，是扩展心脉的宽度。

不管是自然地心动，还是努力地使劲，无形的心一动，首先就会产生一个需求、一个意向，这是心力的早期形态，我们也可以称之为愿力。这个东西的大小，影响到一个人的进取心、理想、志向、自我要求等诸多方面。比如，我想做一个好医生，我想赚很多钱，我想促成一个项目，我想变成一个什么样的人，等等。

这股无形的意愿要降维，进入有形的心脉，再从心脉转化成我的思考、规划、行动、言谈举止的精神活动。只有能够穿越心脉的这一部分意愿，才能转化成能量，才能为我们所用。

那么这个时候，心脉的粗细，就决定了心脉之中能穿过多少能量。比如，我们起心动念的能量是 10 份，但是我们心脉所能承载的能量只有 1 份，那么可想而知，这个能量就只能慢慢地、分批地、一点点地通过。但如果我们急于达成目标、用力过猛，这一大股能量就会将整个心脉堵住，这时我们就会感觉胸口很堵，像压了块大石头，以及心悸、心慌、消沉、悲观等一系列症状。

所以说，心脉的粗细，决定了我们承受压力的能量和在压力中行动的能力。

心脉的粗细主要是取决于先天因素。相对而言，天生心脉细的人心思细腻、做事仔细，但整体抗压力差，这种也就是我们常说的"高敏感人"。相反就是比较皮实的"高抗压人"，相对而言这种人心思相对粗犷、大条，做事不求完美，相应的优势则是适应能力强、抗压力强。

外貌上，心脉细的人，容易身材细长、骨架小、肋弓夹角窄，指甲细长；心脉粗的人则与之相反。但也不绝对，因为后天的因素也会影响心脉的通畅度。

相对而言，过往情志创伤少的人，心脉中积存的负面能量少，也自然更通畅。相反，累积的情志创伤越多，越可能逐渐堵塞心脉，这些创伤可能以情绪能量的形式稽留，也可能转化成寒、痰、瘀等形式稽留。

理想情况下，我们应该是兼具细腻与力量的。心脉细的人可以慢慢拓宽心脉，以获得行动、抗压的力量。不过心脉能量的穿行，也有不同的层次，我们不仅要在粗犷的层面上扩宽，也要在更细腻的层面上继续扩宽。所以并不是心脉粗的人永远都会抗压力更强，在更复杂、更精细的挑战中，这种人也可能会感到无力。所以细腻与力量，是两个并行的参数，缺一不可。

事实上，提升心力带来的效果甚至比清理情绪来得更为深刻。随着心力的提升，原本的旧伤被自然瓦解，抗压力会自然提升。而清理种种情绪旧伤的方法，就是清理了"心"中积存的负面能量，进而间接打开了心力流动的通道。

1. 在实践中成长

直接提升心力，核心是练习"用心"。

在头脑层面的"用心去做"，是指专注、认真。到了心的层面说"用心去做"，要经历这样一个过程：起心动念的无形能量，凝聚成实体化的能量，进入我们的心脉，再转化成我们的具体行动，如思考、规划、言谈举止、实践行动等。

心力强弱的核心，是有多少无形的起心动念能够穿过心脉转化成现实。

练心跟练肌肉是一样的，这个"用心"的过程就会强化心的力量，精神力的流动会强化，"心脉"也会拓宽。我们常说"信心是'干'出来的"，"要磨炼意志"，其实就是这个意思。

2. 细腻的用心

但这个练心的过程，不能蛮干，尤其要重视"细腻的用心"这个过程，不断让我们的心在更精微的层面能使得上劲。

随着我们生活的进展、能力的提升，我们面对的挑战也越来越纷繁复杂。越是复杂的事情，越是要求我们"细腻"，如果一直沿用"一力降十会""大力出奇迹"的策略，就会导致心中的能量不能顺畅地流动，逐渐变得心脉堵塞，进而陷入心力透支乃至枯竭之中。

细腻，是一种"功夫"。当我们习惯于在粗放的层面做事、使劲时，忽然切换到了细腻的层面，一定会觉得"使不上劲"，或者觉得这样做事效率低、慢。所以当我们忽然面对一个过于复杂的挑战时，会感到"无力"。

这是一个由生转熟的过程，也是逐层提升心力的一个必经过程。

我们可以尝试在事件上，将复杂的困难梳理、细化，分清哪些事可以有所作为，哪些是要耐心等待的。然后，该落实的逐一落实，不能落实的耐心等待。越是感到困难时，我们的拆分工作可能越是要细腻。

尤其是对于心力枯竭的孩子们，与其继续给他们施加压力，不如认真地帮他们梳理困难，将其分解、再分解，直到分解出一个可执行的步骤，最后还要亲自带着他们一点点地执行。实际上，如果父母并不愿这样去细致地帮助孩子，也意味着这个挑战触及父母用心精细度所不及的程度了。

这就是我说的"适当强度的挑战 + 有效的安抚与帮助"中的那个"帮助"。

有一个"A4 纸工作法"可以参考，大体的思路是：

> ·先把自己要做的事写下来，问问自己，做这件事的目的是什么？确定要做吗？

·把不必要做的一律删除，把要做的事分成两类：

1）有明确步骤的、可以执行的，把目前可执行的步骤逐一列举。

2）没有明确步骤的，按情景分类列入清单：家务类、社交类、财务类、a项目类、b项目类。

·将这两类事情逐一填入表格。

我们会发现，只要列出来，我们的压力感就会大幅度缩减。

3. 让气场"扬"起来

用心的过程，气场要张扬开，而不是让心（胸口中央）原地使劲，原地使劲反而容易将心门堵住。精神能量场要向外扩张，成为一种精神上的气势，一种张力，否则心力仍然无法流动起来。

由于我们用心时，存在不同的用心维度。从越浅层维度表达出来的气势、张力，越容易表现为张扬、狂傲、攻击性。在越深层的维度上用心，则会逐渐转化为勇气、正义、无畏、包容、慈悲、平静。

这里的平静不同于低心力状态下的死气沉沉，这种平静是超越了一切牵绊制之后的平静，是充满生命力的。它存在的维度要高于无畏、慈悲。

有时我们总是想表现得更平和一些、更善良一些。进而我们可能会压制低维度上的精神张力，这是抑郁的最大原因之一。但事实上，优先保持这个张力，是精神能量流动的基础。

如何让我们变得真正的平和与善良，其重点在于"细腻"的用心。也就是说我们用心越是细腻，就越是靠近高维度的精神能量，也就会从狂傲、攻击性转为无畏、慈悲、平静。

我并不反对我们可以先显露出一点傲慢与张扬，只要我们留有一份向内觉知、向更细腻方向发展的意愿即可。

现实情况可能不允许我们显露出傲慢、张扬。而我所说的扬起来，也不非特指在言语、行为上显得张扬。它的本质，是一种心动，是一种气场，一种"势"。我们只需要"站如松，坐如钟，行如风"，仅仅是如此，我们的精神能量都是扩张开的。这会帮我们从谨小慎微、夹着尾巴做人的状态，逐渐变得坦荡、无畏、充满力量。

这一点非常重要，如果我们在主观意愿上，不允许、不习惯于自己的精神能量张扬开，再多的精神力输入，都不会让我们的心力有实际的提升。临床中，精神张力足的人，康复速度明显更快。而受困"我很弱小"这一信念的人，明显康复速度更慢。而仅仅是改变我们站姿与坐姿，就会慢慢从根本上改变我们用心的习惯——是把心扬起来，还是让心塌陷进去。

九

具体的方法（3）：用"心"诵读 *

以"诵读经典"为例，分享一个提升心力的具体方法。

这个诵读并不是简单的朗读。"神"的能量，不同于物质层面的气血能量。它的传递并不以物质为载体，所以药物是没办法直接补神的，只能间接补。信息可以作为精神能量的一种传递媒介。我们会发现，当我们跟那些精神力强大的人在一起时会受到他们的鼓舞与感染。

很多经典文字，就是古圣先贤对于"道"从不同层面、不同角度的描述或者感悟。所以我们可以利用"经典"为信息媒介，建立与"道"的共鸣，汲取源头的能量改善我们自己的心神状态。

就像是听歌、读散文一样，当我们的心跟随其中意境，就会逐渐靠近作者想要表达的情绪。只不过先贤们表达的不是情绪，而是对"道"的感悟，以及来自其中的无限精神力量。

除了"读"之外，世界各地的很多古老文化中都会通过"唱"的方式来诵读经典。其中的韵律也是蕴含这种感悟的，有时这个韵律比文字更容易引人入境。韵律是绕开头脑的，唱起来也更容易忘我地投入。

这种共鸣很有趣，它不一定要在头脑层面有感触，也就是不一定要看懂。只要忘我地去读，就会引导"源头"的能量进入心脉。这会是一种实体化的感

---

* 这一方法来自杨海鹰老师的《如何安心如何空》一书以及部分相关资料，以我个人的理解和经验表达出来。

覺。起初的時候它可能很微弱，難以察覺；隨時間的積累，能量感的變強，感知力的恢復，它會變得越來越清晰。

分享一點我的體驗。在我抑鬱的尾聲，總有那麼一個"小尾巴"沒好徹底，我也在不斷嘗試各種方法。最開始練習誦讀經典的時候，是沒有感受的。在余玄墨老師的鼓勵下，堅持做了四個月。忽然有一天，我朦朦朧朧地感覺到，隨著一個音一個音的聲波震動，從心到頭頂，出現若有若無、有那麼一絲不一樣，也說不好是聲音震動的，還是真的有什麼能量流動。

但同時，我能感受音波震動的區域，尤其是心，會逐漸放鬆，心裡沉沉的壓力感、緊張也會隨之消散。自從掌握了這個技巧，我可以用它清理恐懼、提升心力。沒多久，抑鬱的"小尾巴"就處於一個完全可控的狀態了，久而久之，自然就沒有了。

為什麼非得"讀"呢，"看"不行嗎？

不一樣。讀的時候實際上有一個更明顯的"用心"的過程。而看，更多的是一種共鳴，而不是去"使用"這個共鳴到的精神能量。

在《內經》中有一個"宗氣"的概念，"宗氣積於胸中，出於喉嚨，以貫心脈，而行呼吸"。清代醫家，周學海在《讀醫隨筆》中說："宗氣者，動氣也。凡呼吸、言語、聲音，以及肢體運動，筋力強弱者，宗氣之功用也。"宗氣與心力這兩個概念，在某種程度上是有交叉的。

讀誦的目的，是以讀的動作，以及對氣息的控制，調用我們對宗氣的控制，以貫通心脈。

我的技巧是這樣的，不見得適合每一個人，在此分享以拋磚引玉。

1.尋找心力的入口

方法一：

134

·首先大声念诵或哼唱某一部经典（《心经》《道德经》《内经》《大医精诚》……什么都行）。

·一定要大声，要找到那个"用力"读的感觉。

·感觉一下，这个"用力"是哪里在用力？一边用力一边放松，舍去一切不必要的发力。剩下的最后一点松不下的，就在胸腔正中的位置，这就是心力的入口。（如果我们要训练身体能量一般是以小腹、下丹田为入口的。要训练精神能量，一般是以胸腔、中丹田为入口的）

方法二：

·你也可以尝试完全松弛身体、意念，松到像一摊烂泥一样"摊"在椅子里。然后发出声音。事实上，完全松弛时是无法发出声音的。在"完全松弛"到"提起一个劲去发声"的"临界点"，慢慢体会，到找到力量的最初起点。也是在胸腔正中的位置。

·这个过程做得越轻、越细腻，越容易找到。不一定是一个很小的点，可能是一片模糊的区域。

方法三：

回忆一下，当我们觉得心很累，不想见人、也不想说话、就想一个人静一静的时候，如果这个时候我们强打精神去做点什么时，会有一种心里提着一股劲的感觉，这个就是心在使劲的感觉。

方法四：

如果找不到起点，也无所谓。那就全身心地参与其中去诵读，每一个细胞都参与其中。可以尝试用最轻柔、细腻的力量去读；或者使用更大的力量去读；也可以尝试保持大声诵读的动作、气势，但却不发出声音地默念。

2. 诵读

·具体诵读什么经典都可以，不同的经典与源头连接的通畅度不尽相同，效果不太一样。无论如何，以当事人心有感触的经典为最好。我个人最有感触的是《心经》。

·用心去念。"心"即上文中找到的那个中丹田用力的区域。

· 尝试大声、小声、哼诵、默诵、心诵，找到一个最舒服的方法。这个感觉可能每天都会不一样，根据当时的状态去念就好。

· 不但要用心去念，还要念出气势，要在念的过程中找到精神能量场张扬开的感觉。

> 比如，无论出不出声，我们都是感觉我们所念之文字向远处无限扩张。就好像我们不是默默地念给自己听，而是以浩然之姿，念给日月星辰、念给天地、念给万物、念给众生。

· 文字内容不重要，重要的是能量感。诵读的过程，或者说用心的过程，会从心的位置升起一股能量。这个能量可能会很强烈，也可能似有似无，可能像空气、水流、发热、发凉、隐隐的痛、气闷感、憋胀感、被某个东西顶住的感觉，等等。如果刚开始感觉不到能量，那就去感觉声音的震动。慢慢会从声音的震动中，剥离、识别出能量感。坚持下来，一定会体验到"心力"是一个实实在在可以感受到的力量。

> 很多人找不到感觉，并不一定是"没有感觉"，可能是因为"不相信自己的感觉"。这个过程我们完全可以大胆地相信自己的感觉，无论它是多么的虚无缥缈、分不清真假，多尝试、多练习就好。刚开始的时候亦真亦幻是很正常，我们可能分辨不出来，哪个感觉是想象出来的，哪个感觉是是真实的，随着功夫的增加，慢慢就分清楚了。

事实上无论有没有感觉，只要按这个方法去做，能量就在慢慢流动。区别在于我们的感知力是否足够？能量是否强大到足以被感知到？无论如何，只要坚持去做，就一定会带来改变。

· 如果什么都感觉不到，不妨尝试下面更深入的方法，我们往往在更大难度的挑战中获得清晰的体验。

3. 深入

一边念，一边放松。尝试使用更轻的力量。这是一个逐渐细腻的过程，本能上我们都是习惯于用力解决问题，因为这样最简单。但有些事的重点不是力量大小，而是精细度的问题。就好比用一台挖掘机去"穿针过线"，并不是力量可以解决的。我们还需要精度、细腻度的提升。我们不但要在粗糙层面上会用力，还要在细腻的层面上会用力，而且在细腻的层面还要变得更有力量。

比如，我们试一试，用手在空中快速划过是很容易的。但如果要慢下来，比如在十秒之内匀速移动1厘米，就开始变得很困难了。这就是精度、细腻度不够的原因。这正是太极拳的训练原理——在更轻、更柔、更细腻的层面使用我们的力量。同样，我们大声诵读是容易的，但把诵读的力量不断减小、减轻，就会越来越难以控制。

深入的方法，就是要不断尝试更轻、更细腻的力量去诵读，放下原本习惯的粗糙的用力方式。就像诗中所说，"心有猛虎，细嗅蔷薇"。慢慢地我们会在更加细腻的层面上收发自如，进而做到细腻与力量兼得。

4. 心力流动的一般规律

无形的起心动念进入身体后其主干是"心脉"，即从心区到头顶。然后再以心为根基分化进入奇经八脉、五脏六腑、十二经络、骨骼、肌肉、皮肤等。最后精神能量会超出身体的范畴与周围的自然环境、人、事、物产生交互。

在练习中，当心力从心区透出来时，我们的情绪感受会被这股力量所清理。当它进入头部时，我们头脑里的固有心态、观念、信念都会被随之瓦解。这个过程中，我们紧张的心、大脑、自我，乃至整个神经系统都会松弛下来。以脑为中心的精神意识，会被以心为中心的精神意识所取代。

同时，心力的起点会逐渐下降，逐渐从心区下降，直至将心与命门之间的闭塞疏通，直至将整个中脉疏通。

十

心脑融合：让心做主 *

　　心和头脑谁才是身体的主人？当然是心。事实上，现代社会的教育让我们更多地使用我们的大脑。

　　说道心和脑的分裂，我觉得这是人类进化尚不完善的一个表现。人类在低等生物中，进化脱颖而出，长出了智慧的大脑。但智慧的大脑却与心越离越远，这是我们现代世界的一个通病。我想，"心脑融合"应该就是未来人类进化的一个重点。

　　这让我想到了电影《阿凡达》。阿凡达是一个活在心层面的种群，而人类则是活在脑层面的种群。活在心层面的阿凡达，几乎被脑活在头脑层面的人类赶尽杀绝。而活在头脑层面的人类，正在毁掉自己的家园，他们正在被大自然所消灭。后来，一个人类变成了阿凡达，这意味着心和脑深度的融合，这必将促进人类世界与阿凡达世界的和平与进化。

　　如果我说"是我在思考"，那么"我"是思考的源头。但事实上，我们可以控制我们的思想吗？恐怕很多时候并不能。这说明，"我"不再是思考的主人，而"思考"正在夺取我们精神世界的主控权。

　　随着心脑融合的发展，我们大脑中重复、散乱、无效的思维会越来越少，

---

* 关于心与脑的理论，以及用心诵读的方法，来自杨海鹰老师的《如何安心如何空》一书
　以及部分相关资料，以我个人的理解和经验表达出来。

我们的精神力消耗也会越来越少。取而代之的则是更多的灵感、创造、热情。纯粹的觉知是不会感到恐惧的，恐惧一定是来自头脑的判断。随着心脑融合的发展，我们将远离恐惧、压力、焦虑、抑郁，取而代之的是更多充满爱、喜悦、平静。

当我们活在心层面时，我们是可以相对自由地使用头脑的。但活在脑的层面时，我们则容易被思想、情绪、信念所牵着走。在心的层面我们更看到更真实的世界，而不是带有主观色彩的脑中世界。

如果我们的"神"过度聚集在头部，会导致心脑分离。我们会陷入思绪的漩涡，变得思绪纷乱、脑子停不下来，甚至会出现幻觉、妄想、强迫的症状。

> 我们中医常说"精神内守，病安从来"，什么是不内守呢？《素问·本病论》中解释说，"心为君主之官，神明出焉，神失守位，即神游上丹田"。上丹田即头，中丹田即心，下丹田是指小腹。

十 一

具体的方法（4）：心脑融合

1. "活在心的层面"与"活在脑的层面"

事实上，活在心的层面，并不是一个简单的态度问题。不是说我们关注内在、关注当下、关注感受就算是活在心的层面。这里面有一个具体的参考标准——"我"在哪里。

我们做几个测试，区分一下我们是在脑的层面还是心的层面：

测试 1：我们会有一个朦胧的"我"的感觉。那么这个"我"在身体的什么部位？如果你觉得你的"我"是在头部的，那说明你正活在脑的层面；如果你的"我"是在心的位置，说明你正活在心的层面。

测试 2：当我们去感受外部的世界，这个感受动作的起点是在哪里？如果起点在头部，说明你正活在头脑的世界；如果起点在心，说明你正活在心的层面。

测试 3：摸着自己的胸口，问问自己，当我们去感受胸口时，它是在"我"的下面，还是在"我"的中间。如果它是在我的下面，说明我们感知的起点是在头部。

这个测试结果，可能会是变化的，我们可能会时而在脑，时而在心。也可能会卡在头部下不来。

2. 如何由脑回到心？

回到心的方法，其实很简单，就是在心和脑的功能之间做一个选择，选择以心的功能为真正的我，而脑的功能作为附属。

问题是，有时候我们没有选择的余地。这主要的原因是我们头脑的强壮程度远超于心。这时我们只需要不断使用我们的心，让心更强壮。当心足够强壮时，就可以从头脑的手中夺取主控权。

（1）用心诵读

用"用心诵读经典"的方法，可以帮我们完成心脑融合的过程。我们先做一个体验：

尝试用力握拳。你可能会体会到两个"我"，一个是"在使劲的我"，一个是"观察自己在使劲的我"。同样，在我们诵读的时候，我们也能分出来一个在"使劲诵读的我"，一个"观察自己在诵读的我"。

这里会出现一个取舍，到底让两个我哪一个成为主体？事实上，在使劲的我才是更靠近心层面的我。尤其是我们在诵读时，我们是从脏腑心的位置发力去做出诵读的动作，这个过程必然会让心越来越强壮。我们尝试更多的感受"在使劲的我"，同时慢慢忽略、放松"在观察的我"。

最后"在使劲的我"会将"在观察的我"吞并融合。注意，这个过程不能反向操作，"在观察的我"是不可能去融合"在使劲的我"的。不停地使用在观察的我，只会让"观察者"与"被观察之物"越来越陷入二元对立的分裂之中。相反，在使劲的"心"会慢慢渗透到客体之中，这时"心"与客体是融合为一体的。我们不难体会到，用"心去感受某个东西"和"用观察者去观察某个东西"的区别。用心去感受的动作，一定是从"心"发出的，而非头部。

这个用心的过程实际上是一个层层深入的持续过程，并非融和不融的区别。当我们完成一层心脑融合之后，"在使劲的我"吞并了"在观察的我"。这时如果我们将用心诵读的动作放得更细腻，在心的深处，也就是胸腔几何位置上的中心，会有一个更细腻的"使劲者"，相对而言现在的我倒是变成了"观察者"。那我们就继续养大这个更细腻用心的"使劲者"，吞并现在的"观察者"。这个过程会像花苞层层绽放般令人欣喜和充满期待，每一层的绽放我们都会感觉到感受世界的方式发生了变化，我们能感知到的事物也更加丰富且接近本质。古人用"心花常开，烦恼难存"描述心的层层展开，这并非是一个意象，而是一种实际体验。

从理论上讲，纯粹的觉知是不会被情绪、念头所干扰的，但有时我们确实会感到无法跳出自己的情绪。从这个花苞绽放的角度来说，当我们活在某一个层面的心时，相对表层的情绪就不会影响到我们，而相对深层的情绪则会控制我们。所以，这时我们需要以更细腻、深层的用心方式去感知、体会它，用更轻柔、精微的用心方式去诵读来化解它。这也是一个层层递进练习过程。

直到最后，花苞绽放到一定程度时，我们会直接在这个区域体验到"源头""后台"的存在，就像绽开的花朵中露出了花蕊。

（2）体感释放

使用"体感释放"的方法也可以帮我们完成心脑融合。

心的功能是"感受"，脑的功能是"思考"和"想象"。当我们在思考的时候保持一部分注意力在"感受"上。这就是一种心脑相连的状态。

这时不难发现感受的动作是以身体为重心发出来的，而思考的动作则是从头部发出来的。如此我们就有了一个选择在心、在脑的机会。这时，如果我们选择以在感受的我为重心，就有一种"用身体在思考"感觉。

当我们使用体感释放的方法时，实际上是在用身体去体会某个事件给我们带来的感受，也可以是在体会某个信念、心态、想法给我们带来的感受。我们不断练习这个用身体去体会、感受的过程就是在养大心的力量，当心足够强大时，就会将脑吞并。

综合以上两个方法，有几个概念需要解释一下。在使劲的"操作者"和"觉知者"，这两个功能是一体的，它们来自心的功能。能被觉知所渗透的地方都是我们有"控制权"的地方。"思考者""想象者"与"观察者"是一体的，它们来自脑的功能。也就是说，"觉知"与"观察"并不是同样的动作。觉知与身体感知的关系更密切，而观察则与眼睛看的动作更密切。所以我们常说的"向内觉知"，并不是用"内视觉"向内"看"，而是使用身体内在的"本体觉"向内"体验"。

请体会一下，这个"在使劲的我""在觉知的我"，也就是我们的心，它有时间概念吗？它有好坏对错的评判吗？

十二

自律：从熬夜这个事说起

熬夜这个事很难控制。可能晚上十点钟，我们躺在床上看看书，就困得不行；但掏出手机随便一刷可能就到十二点以后了。

熬夜的坏处每个人都知道，但却很少有人知道，我们为什么要熬夜？大体上分为生理、心理两个原因。

1. 生理原因

从生理上讲，熬夜是一种虚性的亢奋。但我们陷入神经疲劳之时，能量在头部聚集不能消散。不能消散的能量，进一步导致我们的精神活动也会陷入一种停不下来的惯性之中。

这种惯性会推着我们越来越焦躁，最后完全不能停止下来，总得找点事把脑子占上：听听小说、刷刷短视频、看看新闻，等等。更有甚者，一次干一件事还够，恨不得一边听小说，一边打游戏，一边再开个电视剧。

特别严重的亢奋可能需要医疗手段的介入，比如药物、针灸等。轻度的亢奋，我们需要一个契机，把脑子停下来的契机，来打破这样一个恶性循环。一旦有机会停下来，争取建立新的生活习惯，以免再次陷入这种越熬越亢奋的情况。

我觉得睡前洗漱可能是一个有效的契机，尽量不要在洗漱的时候再开着手机追着剧。

洗漱之后可以再稍做锻炼，四肢肌肉的活动，可以把我们聚集在头部的气血降下来，疏散到全身。这样会非常有效地打断这种生理性的恶性循环。

然后躺在床上，就不要再拿手机了，可以看一些纸质的书，节奏慢一些的书。也可以做做禅修冥想，让我们的大脑继续保持一种松弛缓慢的状态。

坚持几天之后，我们就会进入一种良性循环，我们的大脑越是平静，我们就越是不想熬夜。

2. 心理原因

心理上的原因，主要是因为想要"放纵"。放纵的原因，首先，是对自己过度的苛求，导致自己长期处于一种憋屈、压抑的状态。我们每天都会面临很多"我应该""我必须"的事情。这些事情都在消耗我们的精神力。天黑了，家人都睡了，终于到了属于自己的时间。这时，熬夜更像是对压抑的一种报复。

熬夜之后，内心更容易感到空虚，觉得自己在浪费时间，没有干正经事。事实上，这种想要提升自己的紧迫感，才是我们巨大的内耗所在。

但我们越是苛求自己，就越会出现这种想要放纵的感觉。

所以如何让自己敢于松下来，如何获得对未来的安全感，才是解决熬夜的最根本所在。

想要放纵的另一个原因，是不情愿。学习、赚钱养家、家务、陪娃，并不见得每个人都乐在其中，对有些人来说那就是一种不情愿。

在我的女儿刚出生的那几年，我的生活发生了巨大的变化，最大的变化就是我几乎没有一段完整的属于自己的时间。我没办法像往常一样，安静看一会儿书，安静地写一点东西，家里总是有很多细碎的小事不断打断我的专注。只有在夜深人静了，老婆孩子都睡着了，才是属于我自己的时光。那个时候我熬夜成了家常便饭。

我花了四五年的时间才接受了这个现实——我的生活再也回不到从前了。

当我们将这些现实中的无奈看作一个困境，并努力去摆脱这个困境时，它便成了一种内耗。这是一种越是努力摆脱就越是无力的困境。

苛求也好、不情愿也好，挣扎摆脱也罢，这都是一种"用力过猛"才导致了心力的透支甚至枯竭。所谓的放纵，其实就是想要休息罢了。

虽然诸如放纵地熬夜、打游戏、社交、饮酒、享受美食之类的休息，或许让用力过猛的心得到些许慰藉，但它同样会给我们的身体，尤其是大脑、神经系统带来更大负担，也会带来更多的自责、自我攻击。本质上来讲，这就是在饮鸩止渴。

3. "自律"，从"知止"开始

放纵与苛求，它们是相伴而生的。这也是让我们陷入"抑郁铁三角"的一个重要原因——苛求带来更多的神经疲劳；放纵则带来更多的自我攻击。现实中，我们要注意的是，对苛求与放纵这两个心态要同时觉知。单独觉知一个，经常导致看不清、看不懂。

相比之下，既自律又放松，才是正确方向。

自律，不是推着自己规规矩矩地去执行计划，而是经常提醒自己"不要做什么"。《大学》中说："知止而后有定；定而后能静；静而后能安；安而后能虑；虑而后能得。"自律，先从"知止"开始。就熬夜这件事而言，"不做"并非指不熬夜，而是指不要用力过猛。真正的"不做"，重点不在行为上做与不做。而是让我们在使劲的心停下来，进入一种自然而做的"心流"状态。

说到"用力过猛"，深陷放纵与苛求之中的人，似乎只有两个档位："全力以赴"和"完全停止"。如果我们刚刚开始尝试跑步，就定一个每天5公里的计划，恐怕第三天我们就再也不想去了。

所以，心力的使用，也要有一个合理的规划。有劲也得悠着使、匀着使。

十 三

好好睡觉：放松的最佳手段

好好睡觉原本是个不用多说的事，但对于很多人来说，真的需要再唠叨几句。

睡眠，是我们解决神经系统疲劳最有效的手段。只有在我们睡着的时候"我"才是停止活动的。身体虚了靠食物补，神虚了只能靠睡补，没有任何东西可以替代。即便是我们一再讨论心力的重要性，那也是建立在神经系统的物质基础之上。而要保证这一基础，睡眠无法被替代。

在我的临床中，很多焦虑抑郁的患者，无论是从心理还是身体层面的治疗效果都不明显。最后仅仅通过补几天好觉就出现了转机。

1. 关于睡眠的时间

对于那些仍处在神经疲劳之中的人，8 小时的睡眠不一定就足够。因为他们本身精神的紧张，导致他们白天的内耗更多、晚上睡眠的深度更差。有时十二三个小时的睡眠也不为过。

无论如何，应该优先保证睡眠总量。其实人越是睡得充足，神经系统的疲劳值越低，我们入睡困难、夜醒等情况会越少。所以优先保证睡眠时间，其次再讨论调整睡眠作息规律的问题。

这种足量睡眠的要求，也不会一直下去。往往睡几天好觉之后，人就会进入一个正向的循环。我们对那些浮躁的信息的需求度会越来越低，白天的内耗减少，晚上睡眠深度增加，慢慢地，我们所需的睡眠也就逐渐减少了。

有一些人会提倡，"少睡觉，不昏沉"。这是有前提的，是建立在清淡的饮食、平静的心态、头部的气血能量松弛的基础之上的。离开这些基础强行减少睡眠，只会增加神经系统的疲劳。

有些人不敢多睡，感觉越睡越昏沉，这种情况往往需要调整作息时间来解决。

2. 如何判断自己是不是睡够了

有一些人，工作娱乐时都精神饱满，一做家务就困、一看书就困、一开会就困，事实上这就是一种典型的睡眠不足的表现。事实上，当进入兴奋状态时，我们可以继续透支我们的精神力。但长期透支，会逐渐累积我们神经系统的疲劳，最终有可能会出现情绪失控、负面想法蔓延、睡眠障碍、思维效率变慢、记忆力降低等。

比如追剧、打游戏、看小说、刷短视频等虚拟娱乐，虽然可以让我们的情绪放松，非常容易让我们进入导致透支的兴奋状态。而且，这种透支往往是我们难以觉察到的。

有些人睡得也不算太晚，早上六七点自然醒。看起来挺正常，但他们自己的感觉可能并不舒服，反而是觉得醒来之后头昏脑涨。其实这是一种睡眠障碍，可以看作失眠的一种。他们并不是睡够了，而是睡不着了。这时起来活动活动，一会儿就累了，九十点钟似乎就很困倦了，这时若是来一个回笼觉，才觉得整个人清爽起来了。

对于孩子们来说，起床困难其实也是一种睡眠不足。

3. "失眠"与"害怕失眠"

当然并不是每个人都是想睡就能睡，失眠在焦虑患者群体中尤为常见。但对于大部分人来说，"失眠"不是最大的问题。"害怕失眠"才是真正需要重视的。不害怕失眠的人，很少会失眠。

害怕失眠，往往与死亡恐惧、疾病恐惧有关。人们常常坚定地认为自己一旦失眠了，随之而来的就是第二天糟糕的表现、免疫力下降，甚至是大病将至。

如果我们的失眠与死亡、健康焦虑纠缠在了一起，那么我的建议是优先处理我们的焦虑。事实上，这时失眠对我们造成的伤害，可能远低于我们的担心。这部分可以参考第一章关于"心态陷阱"中有关"恐惧"的部分。

如果是因为担心第二天糟糕的表现，那么可能关于"成果""人际"的焦虑才是问题的核心。

这些问题我们都可以通过本章节中的各种方法自救、自助。

附：回顾

尝试回顾一下几个问题：

1. 我们到底要清理什么？

1）逐层：事件－情绪－心态－基本需求。

2）两面：恐惧与欲望；正面感受与负面感受。

3）打包：关联所有同类情绪。

2. 基于"圣多纳释放法"的几个经典问题，回顾我们释放情绪的几个要点：

1）觉知、看到自己的感受，直面感受。

2）放下对某一感觉的对抗。

3）放下对某一感觉的贪恋。

4）放下对"基本需求"的追逐，唤醒内在的圆满。

3. 放松大脑与神经的要点：

1）用"做"替代"想"。

2）掌控身体的松弛与紧张。

3）用呼吸诱导神经系统的松弛。

4）好好睡觉。

4. 提升心力的要点：

1）在用心中锻炼心的力量。

2）细腻地用心。

3）何为细腻？规划上的细腻、心使劲的大小、做事精细度上的细腻，这些都属于细腻的范畴。

5. 心脑融合的要点：

1）在"使劲的我"和"观察的我"中做出选择。

2）在思考时，保持对身体的感受。

第三章

从中医角度看抑郁

本章节中，请着重留意以下几个概念：

- "神""自我""意识"——意识活动是
  一个能量体

- 生命活动的个性化底色——"神"的五
  行属性

- 在能量层面缓和自我攻击——基本的精
  神需求与五行、经络

- 身、心的一体关系——脏腑的精神功能
  与生理功能是一体的

受个人经验所限，本章节所提到的中医观点，并不能代表整个中医领域对焦虑抑郁的认识，其中观点大多基于笔者对"五行针灸"的认识，部分观点结合了《如何安心如何空》一书中对人类精神活动的认识与理解。

● 关于五行针灸

1）五行针灸是一门身心同调的针灸方法，尤其对"神"（心灵）的治疗有非常具体的方法，实实在在将《素问》和《灵枢》中对"治神"的重视落到实处。

2）特别强调医患关系，要求医者深入了解患者，而非仅仅询问症状，五行针灸师与患者相处的整个过程完全是经言"闭户塞牖，系之病者，数问其情，以从其意"的完美诠释和再现。因此治疗是一对一、尊重患者隐私的。

3）强调医者要训练出敏锐的观察力、感觉力，因为这是诊断的依据。

4）重视脉象，根据《难经》脉学原理。

5）治疗有序而简单，针灸并用，用穴极少，刺激极轻，治疗频率开始时一般1周只需1次，而其疗效不仅在身体层面，更是深入心灵。在心灵备受煎熬、各种身心疾病高发的时代，此针法可谓应时而来。

6）强调个体性，治疗因人、因时而异，既有章法，又灵活简约。

五行针灸历代口传心授，不见文字，传承到西方被出版成书，于2011年又回到故土，这位西方的集大成者是英国人华思礼教授。

华思礼教授（1923—2003）乃五行针灸一代宗师。其出生于英国，二战后开始学习整骨疗法、自然疗法和针灸。20世纪50年代早期曾前往中国台湾、新加坡、斯里兰卡等国家和地区学习针灸，并获得针灸博士学位。在那里，他初遇以五行为基本理法的针灸，被其"身心神并治"及"治疗失衡之根本起因"的理念深深吸引，于是追随Ono和Hsui两位大师学习，并于1955年被认证为该针法的针灸师，次年回到英国，开办了传统针灸学院，正式开始传授五行针灸，五行针灸从此在欧美得以传播。

华思礼教授生前曾预言五行针灸终将回归故土，一切如华师所言。

——以上内容译自Worsley Institute官网

诺娜·弗兰格林（1936年—），早年就读于剑桥大学，主修现代语言，之后以翻译为业。她因经历了五行针灸治疗，而决定到位于英国莱明顿（Leamington Spa）的"传统针灸学院"学习针灸，在导师华思礼教授指导下完成针灸研究生、博士生学业。其于1995年在伦敦创办"五行针灸学校"并任校长，2007年7月停止办学，后一直致力于传播弘扬五行针灸。

华思礼教授2003年去世后，他的这位精神矍铄的英国老太太学生，从2012年起，每年两次到中国传授五行针灸，因为她要完成华思礼教授的愿望——将五行针灸带回中国。

她说："我非常感谢中国人，让我们有机会操持这门针法，这是中国人给世界的一个巨大馈赠。"

——以上内容摘自"五行针灸"官网（http://www.wuxingzhenjiu.com）

● **关于五行针灸的具体操作**

针灸操作是一个非常专业严谨的工作。故本章节当中，关于五行针灸的具体操作方案，仅做简述。有兴趣的读者可以参读诺娜老师的《五行针灸指南》。如愿深入系统学习，非常欢迎参加五行针灸的线下课程，具体信息可以参看"五行针灸社区"公众号。

一

万物一气：能量、"自我"与针灸

在我看来，焦虑抑郁的内核并不是身体疾病，而是性格问题。这是一种先由心理活动引发身体异常，身体异常又引发不可控制的负面心理活动的恶性循环。

这里所谓性格问题或者说心理问题，最核心的一个部分就是对自己的不接纳，也就是所谓的"自我攻击"。

那针灸是如何解决自我攻击的呢？

1. "自我意识"是一股气

在中医的世界观中，万物皆是气，这个气类似于我们今天说的能量。也就是说一切事物、现象的本质都是能量。那么"我"——"自我""精神意识""心神"，乃至于"我的想法""我的情绪""我的记忆"也是一股能量。

自我意识是能量活动，这一观点从神经、生物电的理论是不难理解的。中国传统的心性论中有"心即气也"的说法。在传统的"禅"的训练中，当我们获得"超越自我"的体验时，也不难观察到这一现象。张庆祥在《黄庭禅——心即是气》一书中，也详细地阐述了这一观点。

中国古代经典中提到的气是一个混合的概念，与我们现在说的能量也不完全一致。就中医而言，能量以及最小物质单元合称为"气"，精神上的能量称之为"神气"，或者干脆称之为"神"。中医中所谓调神，也是建立在"心神即能量"的基础上。

精神能量与气血的能量是两个不同的层面。气血能量的充盛与否，与精神能量充盛与否，并不能完全同步。比如一个人身体健壮、气血充盛，但这并不意味着他的拥有坚强的意志力和无所畏惧勇气；相反，我们时常看到那些身体虚弱的人，却拥有更大的爱、热情与毅力。

虽然精神意识的功能需要建立在肉体功能的支撑上，但精神能量本身并不来自食物、药物的补充，而是来自"心之源"。理论上精神能量是取之不尽用之不竭的，直到我们的肉体衰败，脏器无法再维持意识的活动。

自我，并不是一个稳定的实体，而是一系列念头、情绪、想法、需求、欲望的流动过程。当精神意识流动越自然、越不受阻碍之时，越会有更多的心力进入我们的身体。相反，当我们压抑自己的各种精神意识能量流动的时候，如压制我们的情绪、思绪、态度等，则减缓了精神意识能量的流动。同样当我们的心努力地、使劲地追逐欲望之时，心是紧缩的、用力的，这时"心"这一入口则处于相对紧缩、收紧的状态，心之源的能量的进入也是减缓的。

所谓的自我攻击，就是这个叫"自我"的能量之流，它的自然流动是被自己抑制的。换句话说，自我攻击的人"心"是死的、不流动的。珍妮·西格尔在《感受爱》一书中，提到这样一个观点：人类在面对一个负面情感时会选择压制这个情感。但人类的大脑基础决定了我们不可能只单独压制某一个情感。最终压制情感的结果就是，压制了负面情绪，也感受不到爱与喜悦。同样，当我们觉得自己的某个性格特质是负面的糟糕的、我不想要它、把它压制起来，最终就会导致我们的"心"整体进入"死气沉沉"的状态。

这种对自身的压制，可能基于偏颇的世界观，比如"男儿有泪不轻弹"，"人只能依靠自己"，"我必须证明自己"，等等；也有可能是一种成长环境烙印的习惯。

对于世界观的偏颇，的确应该在认知层面打开那些固化的"我必须""我应该"。

而成长带来的烙印，则是"我知道，但我做不到"。比如，我知道我应该更自信，但是我做不到。对于这部分人，若我们在它"自我"这团能量上给予一定的助力，推动这股能量的自然流动，那么它的"自我"则会更清晰地呈现。"我的情感""我的想法""我想要什么""我是谁"则会更加容易被我们自己所看到，"我"也会感到更有力、踏实。

2."我"与"五行"

《内经》说："天地之间，六合之内，不离于五，人亦应之……先立五形金木水火土，别其五色，异其五形之人……"。

五行是中国传统的分类方式，它将一切现象划分为五大类运动趋势。所有这一切加在一起，组成了我们完整的生命活动，无论是精神心理活动，还是肉体功能，甚至是社会关系活动。比如：

> ·木：一切有力量的、生长的、行动的、突破的、对抗的……
>
> ·火：一切开放的、连接的、协调的……
>
> ·土：一切稳定的、聚集的、沉淀的、厚重的……
>
> ·金：一切消散的、远离的、肃静的、减少的……
>
> ·水：一切隐藏的、蓄势待发的、暗中流动的……

人是五行俱全的，但每个人的"神"，也就是这个"我"，都会更倾向于某一五行特质。这种倾向是与生俱来的，而且一生都不会改变。这一五行属性被称之为"主导一行"。

主导一行影响了一个人在各个方面的先天特质：心理活动、人际互动、社会角色，等等。有的人天生就好奇心爆棚、不停地探索与改变、对一切冲突来者不拒。而有些人则更加安静、喜欢独处思考、对人与人之间的纷扰并不感兴趣。这些都是"自我"的特有倾向，它会形成一种特有的、稳定不变的精神气质。同时，它也会影响到我们的生理特征，如声音、肤色、体态等。其实这些倾向本无所谓好坏，但由于家长、老师、社会的喜好不同，我们的某些特质往往是被否定的。或者某些特质过于突出，而给自己带来的某些麻烦，因此而带来的"自我"被压制。或许这就是"自我攻击"的最初起因。

"我"的内核是"需求"，是维持生命活动的最基本需求。除了吃饭、睡觉、排泄、繁殖等基本的生理性需求之外，还有一些基本的精神性的需求。按照传统五行的理论，我将这些需求分为五大类 *：

> ·木：想要掌控与前进。掌控感、充满希望，胜利的快感、自由不被约束。
>
> ·火：想要喜欢与连接。被爱、被喜欢，拥有表达爱、喜欢的能力与机会，做好人。
>
> ·土：想要积累与融合。被关怀、理解、帮助、陪伴、重视，富足感与舒适感。
>
> ·金：想要价值与不同。与众不同，价值感、意义感，被认可、被尊重的。
>
> ·水：想要安全与探索。安全感、可以隐藏、不被关注的自由行动，保持流动不静止、探索。

这些精神需求是人类所共有的，同时它们也是必要的。人类的生活之所以区别于动物，就是因为我们有更复杂的情感需求，而不仅仅满足于像动物一样地活着。这些最底层的精神需求，也是推动我们的人生持续探索与追寻的动力之一。

在一次讨论中，同门张丽丽医师提醒我，所谓的"需求"仍然是一种能量，这些都包含在"主导一行"或者某些"阻滞"的范畴之内。这一点于我而言是一个重大的警醒，如果连我们最底层的精神活动都只不过是一种能量，就好像我们所有的情绪思想都不过是大脑的一些

---

* 注：这是一种人为的分类方式。在中国的文化中有阴阳、三才、四象、五行、六气、八卦等多种分类方式，一种分类代表了一种世界观，也对应着不同的方法论。

电化学反应，那"我"是什么？似乎并没有一个东西是"我"，但在这里打字的确实是"我"。似乎无法找到它的具体存在；但是把各种细节连成一个曲线又看到"我"存在的"大势"。所谓做自己，就是让构成"自我"的这一股精神能量自然、连贯地流动。

这些需求表现在每一个人身上时，它们并不是平均分配的，也不是平行的。每一个人都有一个更为强烈的需求。这一需求像一种底色一样，隐隐关联着其他所有的精神活动。比如，一个人的愤怒、恐惧、掌控，可能都是出于希望被爱、被喜欢；另一个人努力赚钱、感到悲伤、愤怒不满，都是为了寻找自己生而为人的意义；又一个人同样是努力赚钱、感到悲伤、愤怒不满，却都是出于物质上的匮乏感。所以主导一行也被诺娜老师称之为"护持一行"，即指引心神能量自然流动的指南针、主轴、线索。

不难发现，正是天生需求的不同组合、不同比重，形成了我们个性化的自我。这些不同的需求组合，也成为我们每个人特有的人生目标与存在意义。所以，虽只有简单的五种分行，但现实中的表现却千差万别、绚烂多彩。

一般情况下，我们认为主导一行是与生俱来，且终生不会改变的。《内经》中说"两精相搏谓之神"，即从受精卵的结合开始就有了这个神，它是先于五脏六腑而生的，也是先于一切生命活动而生的。它的性质并不会因为后天的影响而改变，是与生俱来的一系列执念、一系列需求的混合体。人的主导一行所呈现出来的状态，也不是一个单一的五行属性，而是五光十色被某一底色所晕染。

3. "我"与疾病

那么人的疾病又是怎么回事呢？在五行针灸的传统中，我们认为"症状是心灵求救的呼喊"。我们可以将人的生命活动比作一场电影，那么我的健康、工作、家庭，都是荧幕上的画面，"神"就是电影的胶片，画面的光则来自心之源。

所以，身体与精神是保持一致性的。五行所指的各种能量运动模式，既象征着生理活动的各项功能，也象征着我们精神活动的各项功能。

比如，"木"抽象地概括了推动、前进、改变等象征意义。它在生理上对应着推动血液、破除障碍等功能；在精神上就对应着积极前进、掌控事物发展方向、打破阻碍等。

（1）主导一行是"神"的底色、生命的底色

我们的"神"所对应的五行能量，就像是整个生命的一种底色。我们所有的脏腑、精神活动上都带有这样一个底色，形成不同性格、体质、样貌等。如果这一底色的能量是自然流动的，那么其内部的各种生理、精神活动也会处在一个相对平稳的状态。相反如果底色出了问题，那么所有脏腑精神活动，都会受到其干扰。

我们可以将"神"比作一辆巨大的汽车；将它的特质比作汽车行驶的方向。五脏六腑的精神、生理活动，就像是建立在汽车上的一个王国。当汽车是朝任何一个方向匀速平稳行驶时，车上的乘客都是相对静止的。虽然从外人的视角能看到他们是有一个特定行驶方向的，但其内部成员却感觉不到。

但如果这辆车的行驶是时快时慢、犹豫不决、不停改变方向的，那车上的所有乘客都不再稳定了。每个人原本的工作将受到巨大的干扰，其内部的循环与平衡也无法自洽了。主导一行失衡时，其破坏会贯穿身心、脏腑、内外等各层面。如木过强则气上冲，水过强则气下漏，金过强则气消散，这样明显过强的能量，会渗透、污染至每一个脏腑、信念、情感之中。

这就是为什么人在生病时，五行的能量出现偏衰或者偏盛，却没办法通过五行本身的相生、相克循环去自洽、均衡、自愈。其原因并不在于某个失衡的五行，而在于整个系统的底版在持续产生破坏作用。

"主导一行失衡，导致脏腑功能失衡且无法自愈"，这是五行针灸特有的理

论，我将其称为"主导一行致病学说"。而主导一行，也因此被华思礼教授称为"致病一行"。从这样一个角度出发，虽说五行针灸最大的特点就是善于调神，但这并不是说它只能治疗心神类问题。事实上，治疗主导一行的目的，是由神的层面入手，同时恢复身、心两个层面本有的自愈功能。

主导一行、护持一行、致病一行，这三个词都是在描述生命底色的五行倾向。我觉得这三个词很好地从三个侧面描述了"自我"的天赋特质：

· **致病一行**：与生俱来的那些特质、需求可以被压制，但无法被消除。压制了会怎么样？它会永远留在内心深处，变成一种夙愿甚至执念。有执念，就会不断追求。但问题是，我们却又在不停地否定和扭曲它——我们的特质与需求。于是它成了心神里的"内耗"、思想上的"冲突"、身体上的"不调"。

它被华师视作一种"持续存在的失衡"。事实上，它也并非我们的敌人，反而它就是我们自己。只要"我"还在，这个持续存在的偏性就在。

· **护持一行**：如果你尊崇它，它就会指引我们回归最自然的流动状态，拥有最充沛的力量，实现个人配置的最优化。

· **主导一行**：无论你愿不愿意，它都主导了我们的生活风格，但并没有主导我们成就的高低或者幸福与否。

（2）失衡的发生

我觉得失衡的发生，主要源自需求没有被满足。这些最基本的需求既无法被彻底地满足，也无法被永久地压制。或许在成年之后的精神成长之中，我们有机会超越这些欲望。但在童年的养育中，这些欲望应当被尽可能满足。在童年的早期，尤其是幼儿园以前，乃至襁褓之中，这些欲望还不能被称之为欲望，只是人之常情。如果这些需求中的某一些部分没有被满足，它们将会变成一种深深的"夙愿"，以至于我们会在一生中不断地追逐这些不曾获得的基本需求。不仅是童年，即便在成年之后我们也仍在不断经历各种的不被满足甚至剥夺。

　　然而后来的追逐，只能让我们获得暂时的满足感，并不能真正满足最初的遗憾。所以我们的追求总是无止境的。这时，需求就变成了"欲望"。

　　任何一种需求没有被满足，都会导致我们感到"我"是残缺的、不够好的。这种残缺感，正是"自我攻击"的来源：我是不被喜欢的，我无法控制我的世界，我是不被关注的，我是没有用的，我是不安全的。

　　甚至对于个体而言，每个人似乎还有一些与生俱来的不满足、缺失，即从出生开始就伴随着某种需求上的缺失感。有人天生安全感差，有人天生"脸皮薄"，有人天生就更容易感到"失控"。这种先天的缺失，其原因无法考证，我们只能将它归结于"先天"的范畴。这必然导致他们一生都更容易被某一种需求/欲望所驱动。因此，在五行针灸中，我们有了"五行人"的概念。

　　（3）"需求"与脏腑的太过与不及
　　这些构成"自我"的精神需求是不能被消除的，越是没有得到满足的需求，越会激发我们的心去不断向外抓取，以满足其缺失感。如果我们能够在神的能量层面填补某种需求，那么努力使劲、努力追求的心就会暂时放松下来。比如，金的失衡源于"独特感"的未满足，那么我们在神的能量层面给予更多的金行的能量，就会让独特感相关的需求得以满足。

　　无论是五行失衡的太过与不及，都是这一行所对应需求的不满。所以在五行针灸理论中，我们对五行失衡的纠正总是以针刺的补法为主。五行针灸的传统脉法也一般将脉象中的"脉神"计为"负值"，也就是说：神不会出现过强，只会存在过弱。

　　相关脏腑能量的过剩，也并非能量过度充沛，而是因为这一脏腑对应的未满足感更多，进而相应的精神功能也更加用力地追求。更加用力的精神活动，导致气血、精神的能量在此过度聚集，不能进入流转与循环。

　　而相关脏腑能量的不足，则意味着相关精神追求被迫削弱了，脏腑的生机也随之衰弱。

以木为例，无论是木行的太过还是不及，本质上都是掌控感的未满足。前者是在努力抓取掌控感，后者则是基于某种原因而不去获取掌控感，比如，不知道如何掌控、被告知不可以去掌控、没想过应该掌控等。

所以我们在治疗上，可以通过木的经络与穴位，共振、放大、填补"掌控感"的能量。当我们的心里掌控感变多时，我们的掌控欲就会减少，我们心就会变得平静，过多、过少的能量也随着能量的流转自然均衡。

这一规律，我个人将其称之为"精神需求'不满'，导致脏腑功能'过用'或'不用'"。

往往某一功能的失衡，并非单向的太过和不及，它们总是以一种"分裂"的形式成对出现。比如，人的自卑与优越感几乎总是成对出现的；一个人可能在工作场合过于温和，又在家里表现得过于暴躁；一个人明明怕黑，却又偏偏喜欢恐怖电影。在五行与脏腑的关系中，我们也能看到，同一五行属性的一脏一腑中，既有同属一行的能量运动特质，也有截然相反的精神功能。在神层面，无论是太过与不及，都可以给予其相应频率的能量，使其归于中道。

《内经》中说，既要"生而勿杀、予而勿夺、使气得泄，以养生长之道"；又要"收敛神气、使志若伏若匿，以养收藏之道"。我们最终的目的也并非彻底消除这些需求，而是要消除对需求的"人为压制"与"人为强化"。让需求保持自然的、不用力的流动，是一个需要持续修正、持续维护的过程。这个过程我们可看作一个人修身养性的过程。

华思礼教授说："致病一行是一个持续存在的失衡。"只要我们还活着，我们的"神"在活动，就必然会有某一倾向。我们的目标也不是永远地让心"停下来"，而是让我们的心回归圆满无缺之感。当我们的心不再有未满足感时，我们仍会有愿望，但不会有欲望；我们不会有太多的"主观意愿"，更多的是"事来则应"。我们也仍会有很多想做的事、想说的话、想去的地方、想见的人，但在这个过程中我们的心是平静的，没有那种努力使劲、努力抓取的感觉。这时就是我说的"贯通"的状态，连通着"心之源"的状态。

4. "我"与经络、穴位、针灸

那么如何通过针灸、经络、穴位来扶持我们的"自我"呢？

（1）基于同类能量可以互相共振的规律

中医将万物分类为五行，这不是简单地分类，因为同属一行的事物之间都有着深刻的共鸣，也就是说同属一个能量体系的，其内部的各个细节之间会互相影响。

如果一个人"神"的五行偏性是金，那我们对"金"这一体系的滋养就会共振、滋养"神"层面的金。比如，我们可以通过针灸肺经，来滋养一个金行人的"神"的能量。

比如，金对应的这一系列，在中医称之为"肺藏"。不是内脏的"脏"，这个"藏"有包含的意思。在同一藏象体系内，任意二者都处于相同、相似的能量频率之中，都是可以互相影响的。比如，肺的功能、对独特性的要求、悲凉感与秋天的自然氛围就是一种同频关系。再比如，皮毛受寒人会打喷嚏，打喷嚏时皮肤可能会起鸡皮疙瘩。

列举一些经常提到的五行能量归属：

五行	自然界							人体							
	五音	五味	五色	五化	五气	五方	五季	五脏	五腑	五官	五体	五志	五液	五脉	五华
木	角	酸	青	生	风	东	春	肝	胆	目	筋	怒	泪	弦	爪
火	徵	苦	赤	长	暑	南	夏	心	小肠	舌	脉	喜	汗	洪	面
土	宫	甘	黄	化	湿	中	长夏	脾	胃	口	肉	思	涎	缓	唇
金	商	辛	白	收	燥	西	秋	肺	大肠	鼻	皮	悲	涕	浮	毛
水	羽	咸	黑	藏	寒	北	冬	肾	膀胱	耳	骨	恐	唾	沉	发

（2）其中具体的针灸方案

五行针灸是通过针刺相应五行对应的经络上的一些穴位来扶持这一同频能量。这些穴位，我们称之为"主管穴"，即针对最主要失衡的穴位。

木	火		土	金	水
	君火	相火			
肝胆经	心、小肠经	心包、三焦经	脾、胃经	肺、大肠经	肾、膀胱经

* 注：在火行之中有两个"亚行"，即君火与相火，在五行判断、治疗上二者稍有不同。

主管穴包含：原穴、经气转换、时间穴、络穴、五输穴。这些穴位的使用都是源自《内经》《难经》的传统。本质上它们都是对主导一行的滋养，作为初学者可以不必劳神细分，择其熟悉的穴位使用。虽然慢一些，但更加安全。对于成熟的医师而言也可以更加精妙地使用，来提升治疗的效率。

1）原穴：主管穴中最常用的是"原穴"。原，本源之意。大体意思是说本经上连通五行能量"本源"的穴位。

> 我在初学五行针灸的前几年，几乎只使用这一主管穴，后来同学们送了我一个绰号"原穴小王子"。事实上，其他主管穴的使用，确实要求医生对五行判断的把控更精细，尤其是对主导一行之中各行的掺杂、脏腑的精神与生理功能等内容都需要有极为深刻的理解。

2）经气转换：是以本经的五输穴（分属五行的五个穴位）作为基础，通过五行相生循环，将其他行的能量调频、转移至主导一行上。既可滋养主导一行，也可平衡五行能量的失偏。比如我的主导一行是土，但我木的精神活动过强、能量过度聚集于肝胆时，我们就可以给予木一定的能量支持，安抚它的欲望，松解它的抓取，并将其中聚集的能量调频、转换成土的能量，以滋养主导一行。

> 比如，一个土行人，却出现过强的竞争欲、控制欲，脉象中肝脉大而有力，面见绿色，可以针刺脾经的木穴（隐白），以安抚木的需求，并将多余的木气转移至土。（注：实际应用中，会更复杂一点，本书中不做详述）

　　这一现象，在中医中被称之为"一气周流"，即生命活动的本质就是一股气，即生机之气，这一股气以不同的频率运行时，形成了不同的功能。只要做好调频，就可以将这股能量转移至其他身心功能。

　　3）时间穴：也是对五输穴的应用。时间穴是指火经之火穴，木经之木穴，以此类推。具体用法上分为"季节时令""时辰流转"，分别用于相应五行的季节、时辰。这可以加强人与天地秩序之间的关联，借天时之力校准"主导一行"能量的流动。地球上最为自然流动的能量就是时间之力，永远不会太过与不及。

　　　　以水行人为例，可在冬天使用肾经之水穴（阴谷）；或者在任何季节的"酉时"（17～19点）使用此穴。

　　4）络穴：联络表里两经的穴位。就我个人理解而言，每一行内部两个脏腑的功能，在五行层面虽然是指向同一能量特质的，但他们同时也是相互矛盾的，这也寓意着一个人内在的一种冲突。而以络穴沟通阴阳两经之间的精神活动，本质上也是在平衡五行内部的冲突。

木	肝	主推动	既有前进与改变的特质，
	胆	"中正之官"	又有稳固、坚定的特质
火	心	神明	既有心的开明、开放、仁爱——感性，
	小肠	分清泌浊	又有思维上的分辨、思考——理性；
	心包	代心受邪	既有防卫、清晰的边界——原则，
	三焦	平衡与协调	又有协调、通融——通融
土	脾	消化、输布养分	一面在给予滋养，
	胃	受纳水谷	一面在接收滋养
金	肺	至纯之天气	一面能看到他们的高高在上，
			一面又能看到他们的深深臣服与尊敬；
	大肠	传导污秽之物	一面在追求超越自我的智慧，
			一面又在塑造一个与众不同的自我
水	肾	封藏	既有深藏与谨慎，
	膀胱	气化	又最不甘枯燥，最喜欢刺激

5）五输穴：虽然也是对五输穴的运用，与经气转换的用意不同。它并不是为了转移能量，而是当某一行人缺乏另一种精神特质时，将所缺一行的能量赋予这个人。例如，针土行人的金穴（胃：厉兑；脾：商丘），能将金的特质赋予这个土行人。但如果我们直接针刺金的经络，其纯金的能量可能难以被土行的主导一行直接吸收。而土中的金穴，则提供了一种被土所晕染过的金行能量。

　　以我个人的理解，当一个土行人，其内在的金的需求明显失衡时，我会选择使用土经上的金穴，来同步纠正主导一行与其内部金行的失衡。这时患者的可能表现为土行的委屈、得不到关心，以及金行的孤独、不被认可，二者混杂成了一种复杂的情感；在其声音、颜色、气味上也能捕捉到土中带金的混杂。

除了主管穴之外，还有一类穴位可以用来滋养神层面的能量，一般被称之为"神性穴"。神性穴并不是什么特殊的穴位，它们仍然是传统的穴位，只是使用时更侧重它们在精神频率上的能量。

五行中的每一行及其对应的脏腑，都象征着一个复杂的精神系统，而非一个简单精神功能。主管穴针对的是这一整个复杂精神系统具有共性的频率。而神性穴既可以是针对这一共性的能量频率，也可以针对其中某一个细节的精神活动。

如五脏的背俞穴，以及背俞穴对应神穴（魄户、膏肓、神堂、意舍、魂门、志室）等。这些神性穴与主管穴的功能类似，都是针对某一行及其对应脏腑具有共性的能量频率。

也有一些穴位是针对某些细节的精神活动。以土行的几个穴位为例：丰隆穴，对应着丰盛、兴隆的能量；大包穴，则对应着一个温暖巨大的拥抱；缺盆，则对应着消耗感、匮乏感，好像我们有一个需要修补的漏洞。

这些神性穴，可以被看作对主管穴的一种补充，也可以被视作对精神需求的精准给予。

二

我是谁：调神与辨五行

不同风格的"我"，有其特有的气质风格、言谈举止、相处模式。"神"的五行属性，也会让一个人的所有脏腑功能都带上某一种底色，因此也会在一些生理现象上看到特有的五行倾向。

比如，木行人肤色会带有一种隐隐发绿的底色，火行人是时隐时现的红。

金行人说话，语调会略显萧瑟，而土行人则更加敦厚、婉转。

土行人的身体上体味会略显质地醇厚；而水行人则显得淡淡的幽深与腐朽。

总体来说，"我"的不同特质，会在声音、颜色、气味、情志这几个方面表现得最为明显，也最为稳定。相对而言，它们不容易受成长、教育、健康状况的干扰。

1. 神、生机、自然

我觉得要判断一个人的主导一行，最直观的就是观察一个人的"神"（即"自我意识能量"）的运动方式。这一点对于现代人而言，是比较困难的，我们过往的学习经历都在训练我们以一种具有逻辑的方式去认识这个世界。而对"神"的观察却更多的是要求我们"放下思维、进入感觉"。

退一步，在自然之中看到"神"的能量流动要容易得多。自然之神，是大自然的生机、生命力。在植物身上看到这种生机是最容易的，动物其次，小孩子再次。

无论是人的"神"，还是自然的"神"，我们看到的都是一样的生命力。只不过人的生命现象更为复杂，我们也更难以从其纷繁的现象之中，剥离那个最单纯的生命底色。

在五行针灸的学习当中，最重要的一个部分就是学会"看"到这个生命力。华思礼教授、诺娜老师都建议我们写自然日记。起初，"看到"生命力对我来说是极难的，甚至是不可思议、不可理喻的。

随着多年的缓慢训练，我先是能看到春天植物中蓬勃的生机，后来能看到有生命的物体与无生命物体的区别。再后来能看到春天花朵中生命力的纵向延展，夏天花朵的生命力变成了横向的舒张。再后来能看到植物荣枯变化的"心情"，一棵因移植而感到疲惫的银杏，一棵因见不到阳光而死气沉沉的爬藤……

再后来，能看到一年四季中，生命力以人为中心的浮沉流转，什么时候生机隐于大地，什么时候升到脚踝，过了膝盖，超过了头顶。

再后来，死物中也看到了生机，古老事物当中的历史感、山川的气势、日升月落、斗转星移，甚至一个杯子的跌落都是生机的一种显现。

或许这听起来像是一种"诗意"的文学描述、一种"心理意象"。然而当你看到生命力的时候你会觉得这就是一个实实在在的存在。区别仅在于用肉眼看，还是用心眼看。

以植物生长为例，四季之春，是木行能量的代表。这时的生机是最直接的，最容易感受到的。万物的生机从地面向外萌发。那是一种生长的、向四面八方伸展的力量。似乎所有的枝叶都在趁机扩张、占领自己的地盘。然而生命力虽然充满生机，但它却又是寂静的。春天植物的扩张，也不见任何躁动的力量，反而一切又是那么的宁静与安详。

夏天，是火的能量的代表。万物的生机跃然以至头顶上空，跃动而张扬。

植物的生长变得缓慢，那种纵向伸展的生命力，变得不易察觉，取而代之的是繁花盛开的一种横向的舒展。这样的舒展没有春天的激情与张力，却多了一份等待与开放。夏天的植物不再主动地扩张，而是尽可能的舒展自己的枝叶，欢迎和等待阳光、雨露的滋养；也尽可能地舒张自己的花朵，展现自己的美好，以吸引蜂蝶的光顾。夏天的竞争，不再是争夺空间，而是尽可能增加与外界接触的机会。

长夏，即夏秋之交的湿热天，瓜果梨桃成熟的季节，这是土的能量的代表。万物生机上升，已经达到一个顶峰。上升减缓，逐渐停滞。升极而即将转降，出现一个停滞、凝实、浓度增加的时期。这时那种延展蓬勃的生命力，更加不易察觉。它们不再是伸展的，也不是舒张的，而是向内包裹聚合的。这时的植物没有了春的激情、夏的热情，却多了一份特有的富足。长夏的竞争少了许多，而是更多地专注于自己，如何变得更加凝实，如何储备更多的能量。

秋，是金的能量的代表。万物的生机从云端陡然而降，植物的生机之源似乎被一刀斩断。残余的生命力原地消散，就像冰释一样。叶子慢慢枯黄，失去了生命力。植物之间不再需要竞争，与外界的关系也逐渐减淡。但我们仔细感受，那些消散的生命力，并没有消失，而是融入了整个空间。虽然植物不再有生机，而秋的天空越愈加明朗，愈加充满开阔的神韵。如刀的干脆，如冰释的消散并融入更大空间，乃至空间的明朗与开阔，都是秋的生机。

冬，是水的能量的代表。北方的冬天尤为明显，植物枯寂，仅存的一些长青植物，也看不到太多的生机。我们甚至无法通过观察生机去判断它们是否还活着，也难以区分他们的生机与一株假的植物有什么区别。但冬的生机依然存在。当我们步入一片辽阔的草地，或是一片绵绵群山，表面上的植物已经枯萎，上面还盖着斑驳的雪白。一眼望去，生机正隐于大地、苍山的雄浑之中。偶尔窜出一只小动物，以及雪地上不知谁留下一串串小脚印，也在告诉我们生机依然，蓄势待发，只是暂不可见。

2. "神"的运动方式

从自然界的生机变化之中，不难发现"生机"的运动与气的运动一样，在空间层面有其"升降出入、聚散开合"的运动趋势。所以，我们经常会用这样几幅图来表现不同五行能量的运动方式。

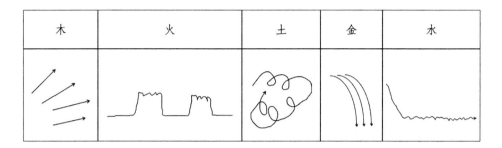

木	火	土	金	水

"神"的运动也同样遵循这样的空间活动，这种运动就是我们常说的一个人的"气场"。要理解不同五行人的区别，最好的方法莫过于亲自体验一番。我们可以试着模仿一下不同五行之神的运动方式：

木

试一下，你坐在那不动，然后把全身气势向四面八方伸展，或者气场覆盖面前的区域。

火

试一下，提起你的身体，坐姿积极主动一点。如果可以，最好模拟一种你的气场像花朵绽放、张开的感觉。用你的眼神，看周围的每一个人，心中默默问候："嘿，你好吗？我看到你了！"

君火与相火的气场略有不同，相火是一个单纯的敞开，甚至会在互动中表现出"以对方为中心"的趋向；而君火则先略带收敛，再敞开，似乎要保留"以自己为中心"的主动权。

土

试一下，坐在椅子上，脑补一个画面。好像一勺蜂蜜倒在桌子上，慢慢缓缓地摊开……现在让自己的身体就这样摊在椅子上，感受椅子给你带来的承托与包裹感。与人互动时，不要离开这个温暖的安乐窝。

金

试一试，将你的眼神放到最远的地方。目光均摊到每一件事物上，不关注任何东西，好像看着空无一物的"空间"。也可以把你的注意力放在苍穹之外或大地深处的虚空之中。你可以带着这个"空间感"去看看你周围的人。

与土的舒张相反，你可以试试将你的气场收拢、上下拉长，这会让你有一种精致、优雅感。

水

试一试，假设现在人群中藏着几个危险人物，不知道是谁……不知道在哪儿……不知道几个人……感受一下此时此刻你的姿态、气场、眼神是什么样子？

又或者，你并不想被人发现，你只能心中默念："看不见我……看不见我……看不见我……"此刻你的身体、姿势、气场都是什么样？

这种气场下，感觉到的也不一定都是恐惧，也可能是刺激、兴奋。

华师的书中说："她为什么要那样做？为了搞清楚这个问题，我们需要找个时间坐下来，然后模仿她的动作。像她一样坐着不动，同样摆放我们的脚。然后看看这是什么感觉，它产生了什么内在的影响。像这样假装成别人，看起来很奇怪，甚至吓人，但它非常有效。"我常用的方法，就是去大量模仿不同五行人的言谈举止、体态坐姿、神态语气，以此感受不同的"心"动风格、内在精神活动。我觉得这是学习判断主导一行最快、也是最直接的方法之一。

3. 声音、颜色、气味、情感

经过上面的体验，我们不难发现不同的气场之下，会营造出不同的心态、不同的说法方式，不同的身体能量运转方式。

（1）声音

木：呼声	火：笑声	土：歌声	金：哭声	水：呻声
呼喊、叫嚷、力量、干脆、扑面而来	喜感、连接感、上扬、跳跃	婉转、温软、敦厚	悲感、萧瑟、深沉、空灵	单一频率、没有起伏、震颤、回缩

以声音为例，在上述不同气场的状态下，我们的心态会发生什么变化？我们说话的方式会有什么不同？发音的方式还有何不同？节奏韵律又有何不同？语调趋势如何？向上、向下、向前、向后还是转圈圈？

我们也可以通过用手打拍子方法去练习，比如一边听某人说话，一边尝试用手去比划表格中这些特殊的线条，感觉一下，这个人说话的语态、语势与哪一个动作线条更接近？

要注意的是，要留意说话时特有的气氛与场景。比如愤怒的场合，每个人都会带有"木"的声音特质。如果我们仔细分辨，会发现不同五行的"怒"的声音仍是不同的。

（2）颜色

木	火	土	金	水
绿	红	黄	白	蓝/黑

这个看颜色，并不是看肤色。而是看一种色调。这个在以前可能很难描述，现在我们借助技术手段要好理解得多。我们可以找一张照片，用电脑、手机将其绿色增强，看看什么叫偏绿的色调。同样把其他颜色也增强、减弱试一试。也可以试试将色温调冷，或者调暖。

全身的色调不一定都是一致的，相对而言，太阳穴处的色调是可靠的，其次是眼睛下部、嘴旁法令纹、嘴周围。还有，手臂、腹部的颜色也是值得参考的。

事实上，过度的颜色相对好发现，难的是缺少什么颜色。现实中红色的减少更像是一种"灰度"的增加，即火焰变成灰烬的颜色。这个技巧只是帮助我们领会什么叫色调的变化，还不足以全面领会颜色的变化。希望会有更专业的人士通过更复杂调色方法，向我们展示五行色调的太过与不及。

正因为颜色的太过与不及，有时候我们会看到在针灸之后，有些患者主导一行的颜色开始消退，而有些人主导一行的颜色则反增强。

（3）气味

	木	火	土	金	水
《内经》的记载	臊（酸）[1]	焦	香	腥	腐（朽）[2]
华师的描述	腐败的黄油味	烧焦的味道	沉闷、潮湿的恶心味道	垃圾腐败味道	臭水塘的味道、尿味
诺娜老师的讲解	青草味	太阳晒过的被子	奶香、面包香	金属淡淡的腥	海水味，很幽深的味
抽象的能量特质	尖锐的、冲击性的	温性的、扩张的、但又不过分张扬、适度的收敛	质地黏稠、厚重的	下沉的、收涩的	低沉的、内敛的、陈腐的、幽远的
图像化的能量特质					

1. 注：酸，实际上属于味觉的五味："酸苦甘辛咸"。
2. 注：《内经》中将五行的气味称为"臊焦香腥腐"，《三字经》中说"膻焦香，及腥朽"。事实上"腐"与"朽"都是值得参考的。

对大部人分来说，气味的学习是最难的，似乎气味是我们最不依赖的感官。因为用得比较少，所以我们的嗅觉敏锐度也需要更多的训练。

华思礼教授讲到味道的时候，侧重于人在失衡时的味道，所以描述得异常恶心（表格中的第三行）。他说的各种臭味呢，我也认真地在患者身上体会过。

但除非是在重病患者的病房里，极少会闻到那么恶心的味道。或许是因为西方人的体味远大于中国人。

不如我举几个生活中常见的味道来做一个示例：

木：青菜、青草的味道。重点是那个"清爽感"。

柠檬、醋的酸。重点是那个"冲击感"。

火：艾绒、艾灸灰、咖啡渣。艾绒得是那种陈年艾，犀利的味道已经挥发得差不多了，剩下了的更深沉的味道。重点是那个"温燥、扩散但又不犀利"的感觉。它不像木那样一往无前地扩散开，而是有一个"边界感"，扩散到一定程度就不再继续扩张了。

土：面包、芒果、巧克力。重点是那个"质地厚重感，甚至浓稠黏腻感"。

金：铁锈、黄铜制品。实际上生活中大多数金属是闻不到味道的，黄铜上的"腥"味儿是最明显的。由于金属味道的特质，往往不是很浓郁，有时候需要用手搓搓才能闻到。重点是那个"收敛、下沉、质地稀薄"的感觉。

水：新鲜的水草根，要池塘泥中拔出来那种。重点是那个"泥腥味儿"、那个"腐"的感觉。

旧家具、老房子，俗称"老套子味儿""老霉味儿"。重点是那个"朽"的感觉。

墨汁，将干之时。要老工艺的那种，带墨香的墨汁。重点是那个"幽""深"。

我觉得，这些例子中们重点是那个"感觉"，不是那个味道。味道到了人身上变化无穷，而能量运动的特性则相对一致。

（4）情志

木	火	土	金	水
怒	喜	思	悲	恐
扑面而来的力量感	开放的连接感	需求感	距离感	隐藏感
希望、力量、前进	关系、爱	同情、理解、索取、给予、想要更多	价值、意义、尊重	安全、隐藏、流动
想要掌控与前进	想要喜欢与连接	想要积累与融合	想要价值与不同	想要安全与探索

情志是四个诊断信号中最为复杂的一个，我们很容易把它理解成按照人的性格、喜好、习惯去判别五行。事实上并非如此，情志其实是"自我意识"最直接的体现。从情志判断主导一行，实际上是借助人们的情感活动间接去观察"神"能量的运动方式，也就是那个气场、气质风格。只能说某一五行的人，更容易出现某一类的性格和行为习惯。但这并不是绝对，人的具体性格除了受到先天的五行属性影响之外，还会明显地受到后天教育的影响。

比如，我们不能说一个控制欲强的人就一定是个木行人。这个控制欲是人的五大基本需求之一，也是每个人都有可能出现的。而在控制欲的背后，仍有着不同的精神需求，比如想要通过控制获得安全感、想要通过控获得尊重，事实上其真实的需求，并不止步于控制感。

所以，我并不打算讲太多关于情志的细节。我个人的习惯是，通过模拟对方的状态，然后去体验当事人的心境。

三

自我意识的失控：内障

有时我们会看到某些人的眼神呆滞、空洞、涣散、游移不定、跳动而不能专注，这就意味着这个人的"自我""意识"已经变得不完全可控了。正常人的眼神是有情感的，平静、喜悦、悲伤、愤怒，哪怕是绝望等。而内障的眼神则是没有情感的，或者是流露出一种空洞的惊恐感。

1. 意识的失控：内障

眼睛是心灵的窗户，如此游移涣散的眼神，意味着这个人的意识也是飘忽不定或者涣散的。内障是一种精神世界不完全可控的状态。内障，在五行针灸传统中，曾经被称作"附体"。现代社会，大部分人已经不愿意从玄学的角度去看待这个事情。在诺娜老师的教学中将"附体"一词改成了"内障"，即"内在的屏障"。

从我个人的理解来看，不管影响我们精神上控制权的因素是什么，都可以视作一种能量，即"自我意识能量"被"异常能量"所干扰、接管、屏蔽、占据。

有时候有内障的人会感觉，他自己的意识是不可控的，或者被什么外来力量所操控；或者他觉得这个世界很虚幻，自己被蒙在一个罩子里，跟这个世界没法建立联系；又或者是觉得自己的"神"是散的，难以聚焦。

有时随着意识被破坏，当事人也失去了一部分自知功能，他们也感觉不到自己有什么问题。

有内障的患者经常给人一种"人在，但神不在"的感觉；或者让人觉得似乎在跟一个没有情感的机器在沟通；又或者是让人觉得在面对一个颠三倒四、逻辑混乱、不知所云、神志不清的人。

2. 失控的原因：自我意识能量体被破坏

造成这种失控的原因，我觉得是"自我意识能量体"，即"神"，被破坏了。"神"能量的活动与气血能量活动类似，整体以升降出入、聚散开合为主。比如，思考时神聚于头部，听时聚于耳，心有所欲时聚于心。越是用力使用某个功能，能量越是凝聚于其中，相反，功能放松时能量舒张。我们在放松地看、听、感受时，神是向外舒张的；使劲看时，神是聚起来的。同时外部的精神能量也是向内传递的，比如情绪的传递、气氛的感染等。

如果"神"的能量不能正常聚合，就会产生类似意识飘忽、神散不聚、魂不守舍、逻辑散乱等情况。如果它不能正常舒散，就会产生不可控的精神功能，比如思绪纷飞、不能入睡、不受控的恐慌、幻觉、妄想等。

《素问·本病论》中提到"人神失守，神光不聚，邪鬼干人，致有天亡"，《素问·刺法论》中"谓神移失守，虽在其体，然不致死，或有邪干，故令天寿"，这些描述都与内障的表现有极大的共通之处。尤其是有关"神光不聚""神失守位"这几个描述。

《素问·本病论》中继续解释说，"神失守位，即神游上丹田"。上丹田即头，中丹田即心。也就是说，人的精神活动不能根植于心。而"神光不聚"，我觉得与内障的状态极为相似，即心神的"聚、散、出、入"不可自控，尤其是"聚"。

神被破坏，可能有几种原因：

1）巨大的精神冲击将意识能量冲散，如惊吓、灾难、暴力等。

2）算不上巨大，但长期存在的精神伤害，慢慢侵蚀意识能量，如家暴、虐待、羞辱、恐吓等。

3）外来的精神控制植入，如邪教的信仰、精神控制、异常的个人崇拜等。

4）长期的精神类物质破坏意识能量，如毒品、酒精、不正当使用的药物。

5）其他未知意识能量的干扰。

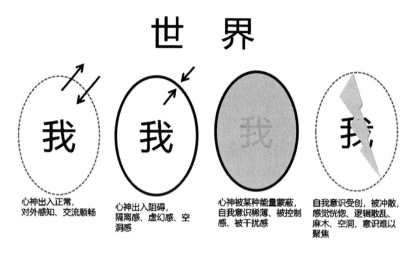

心神出入正常，对外感知、交流顺畅　　心神出入阻碍，隔离感、虚幻感、空洞感　　心神被某种能量蒙蔽，自我意识稀薄、被控制感、被干扰感　　自我意识受创，被冲散，感觉恍惚、逻辑散乱、麻木、空洞，意识难以聚焦

除以上常见情况之外，我觉得也和患者心神状态有关。其一，患者本人过度地控制自己的精神活动，如控制自己的想法，控制自己的情绪，控制自己高昂或低落的状态等，也会让神"僵"住，久而久之变得不能自由地升降出入、聚散开合。其二，患者过度地屏蔽、抵抗某种感受。包括外来的精神伤害，也包括内在的精神活动。屏蔽、抵抗内在精神活动，与上一条中的控制自己是类似的。当一个人过度地屏蔽、抵抗某种感受时，神的能量的一部分甚至全部，不可避免地被割裂、压制、蒙蔽。

内障若不解除，可能会导致治疗无效。恢复意识的自主性，恢复意识能量的自然升降出入、聚散开合功能，是"调神"的基础。很多内障患者的临床表现可能非常轻微，以至于难以察觉。但是再轻微的内障，对治疗进展的影响都是极大的。

3. 内障的治疗

在五行针灸当中，我们治疗内障使用的是分别叫作"内七龙"与"外七龙"的两套针法。

- 内七龙：鸠尾、天枢、伏兔、解溪，左右共计七穴，故名"七龙"。
- 外七龙：百会、大杼、肾俞、仆参，同样共计七穴。

人的意识能量体有三个重心：脑、心、小腹，分别称之为上丹田、中丹田、下丹田。上丹田即脑，主思维和意识；中丹田即心，主情绪和感知；下丹田即小腹，主运动和本能。内障的破坏，主要是心、脑两个中心的破坏，尤其以脑为主。

内、外七龙分别以胃经和膀胱经两经的穴位为主。《内经》所记录的十二经中，唯有胃经、膀胱经是直接入脑的，同时他们又是直接入心的。（其他经络入脑，多是"连目系"等描述，但原文中并无入脑的直接描述。《灵枢·经脉》曰："膀胱足太阳之脉，起于目内眦，上额，交颠……其直者，从颠入络脑。"《灵枢·动输》曰："足之阳明……上注于肺，其悍气上冲头者，循咽，上走空窍，循眼系，入络脑。"）

治疗时，先施泻法，以松解、排出那些侵入意识能量之中的外来干扰能量。再施补法以注入能量，促进意识能量恢复其本有的升降出入、聚散开合功能。

内、外七龙各有侧重，华思礼教授在他的书中解释为，内七龙主要针对内在的"心魔"，而外七龙主要针对的是外来的"邪魔"。在诺娜老师的教学中，优先使用内七龙，内七龙无效时才考虑使用外七龙，实际临床中基本不需用到外七龙。

就笔者的体感，以及一些有同类体感经历的医生、病人描述：内七龙、外七龙似乎分别对应了大脑的前后两半区域。有时我们会看到，患者一只眼睛有神，另一眼睛空洞。有时患者也会描述，

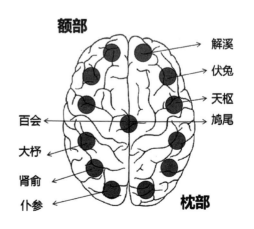

脑子前面清亮了，但后面还昏蒙着。甚至有患者清晰地告诉我，他觉得大脑的某一个区域是"不听使唤"的。

就针法而言，顺时针捻转为补，逆时针捻转为泻。这也是一个简单的物理现象：我们会发现，自然界所有螺类，其贝壳都是朝同一方向旋转，这似乎是受到天地之间某种规律的影响。当针与能量建立关联（即"得气"）后，如顺时针旋转则气聚，如逆时针旋转则气散——就像拧螺丝一样。治疗上先逆时针行针，将头部各区域不能散开的能量逐一松解。待邪气经由胃经、膀胱经释放后，再顺时针行针聚拢正气。

事实上"体感"上所指的大脑分区（不一定是西医所说的脑区），其不同区域也并非完全独立的部分，它们是一个整体，有一部分恢复自然运作，另一部分也会随之"动"起来。内、外七龙也并非两个不同的治疗，而是同一治疗的两种侧重方案。

4. 说一点我的临床经验

非精神类疾病的患者中，内障的出现是非常少见的；而在精神类疾病中，轻度焦虑、抑郁患者少见，中重度焦虑、抑郁患者出现概率较高。至于"木僵"、严重恐慌的患者中出现概率很高，治疗中要着重留意。焦虑、抑郁人群的内障，绝大多数都是"功能性"问题，并不难处理，复发率也很低。在精神分裂、老年痴呆、幼儿孤独症等患者群中则更容易出现"实质性"的脑神经结构异常，这样的内障，受到大脑实体破坏的影响，清除难度较大。

受个人见识所限，我目前认为"内、外七龙"的使用是五行针灸独有的，我并没有在其他流派中见到，也没有在以往的典籍中查到相关记载。我观察到的一些内障案例显示，在其他领域的心理治疗、中西药物治疗中，内障普遍是比较难处理的，至少要花上相对长的时间来处理。而在五行针灸当中则往往是"举手之劳"。最大的难题在于，患者害怕扎针或者不愿配合。这一点在青少年抑郁、小儿抽动症中尤其令我感到头疼。

四

精神压力所积累的浊气：AE

长时间承受生活上的压力之后，我们往往会感到焦躁、情绪失控、易哭、易激动、失眠等。这可能是因为精神上的负能量累积速度超过了我们身体的代谢速度所致。

1. 精神浊气的累积

这样的浊气，在五行针灸叫 AE，是 aggressive energy 的缩写，字面直译是"有攻击性的能量"，中文翻译为"邪气"。

我个人的理解，这些负面的精神能量，与中医所说的"卫气"关系密切。延续五行针灸精神功能与生理功能一致性的观点，不难理解这样一股负面能量的意义。

　　这一点必须声明一下，AE 与卫气的关系，这一解读并不是五行针灸的传统。五行针灸的传统上，将十二经循环称之为"卫气循环"。这一点确实与《内经》以及诸家学说对卫气概念得界定是不同的。当然究其本质，这只是概念使用上的问题，并不涉及理论上的分歧。作为一名中国的针灸医师，我更愿意用共识中的概念来与大家沟通。

卫气，即防卫之气，它的生理功能主要是抵御风寒暑湿等自然能量的侵袭。那么卫气的精神功能，就是抵抗精神上的压力。所以，卫气的精神功能，是在面临压力、困难时，我们想要摆脱困境的力量。当这股力量过大并逐渐积累时，就会变成一股破坏性的能量，即 AE。有时候我们将这种心态形容为"溺水般的向外抓取"。

Aggressive，这个词直译上主要是：攻击性的、破坏性的、侵略性的、志在必得的、积极进取的。从这个角度看来，更能看出 AE 到底是什么。很多五行针灸师习惯上依然保持 AE 这个英文的称呼。

卫气，并非经络之气，而是行于经络之外，即《内经》所言"营行脉中，卫行脉外"。遍及全身，温煦脏腑，外御肌表。AE 也同样是处在这样一个层面。当我们迫切地想要改善自己的处境、解决自己的难题时，我们的"精神层面的脏腑"，就会出现一种过度用力的状态，进而离开了"精神内守、恬淡虚无"这个本位。而因过度用力所聚集的精神能量，会变成一种"离经之邪"，由脏腑经络之中向外"冲"。这种"冲"正是"破坏性能量"的来源。这种"冲"也正是我们精神活动上急切的、用力的使劲状态。它是我们各种精神活动用力过猛所产生的混合能量，并非指单纯的过度控制、过度想要连接、过度想要获取等具体能量。

实际上，并非单纯的精神因素，手术、放化疗、外伤、疾病也会形成这种破坏性能量。不难发现当人们经历这些事件时，心里一定会有挣扎、想要脱困、撑着、扛着的劲。

便于大家理解，我再举个例子，分享一下我对这个浊气的感受：

大家试试，到大山里面待一会儿。要人迹罕至那种大山，或者公园里植物茂密、人员极少的区域也可以。我们会有一种清爽的感觉，如果这个时候我们马上回到市区，就会有一种"环境很污浊"的感觉。

某一空间里的人都很焦灼的时候，也会有这种"污浊"感，甚至"缺氧"的感觉，比如地铁、医院、加班的办公室……

我的体验是，这个"环境很污浊"的感觉，跟 AE 的这个邪气就很类似。只不过，AE 是在五脏辐射到整个身体空间的部分，"污浊"是身体再辐射到环境空间的部分。

AE 如不清除，将会对整个身心的治疗产生巨大的阻碍作用。卫气、AE 是人体覆盖范围最广的一股能量，它的负面影响也是最广的。在《伤寒论》中，开篇即从卫气与邪气的交争开始，其中超过半数的篇章都在讲这个层面的治疗。同样，在心神治疗上，首先解除挣扎求存的力量与外部压力之间的对抗，也是重中之重。所有心理治疗理论当中，也都是从"接纳""不对抗"这一层面开始的。

2. 如何发现 AE，如何清除 AE

这种求存的心，是人的一种本能，也是长期存在的能量。正常情况下，我们的身心时刻都在调节自身抵抗力与外邪入侵之间的平衡，也在不停地代谢这种能量。所以在身心相对健康的情况下，这一能量并不需要人为干预。

而在我们陷入焦灼与挣扎的恶性循环时，这种浊气的积累超出了身体代谢的能力。这时，在五行针灸中有一套针法可以及时清理它们。这一针法，在习惯上就叫 AE，并没有另立治疗方案的名称。

取穴：

肺俞、心包俞（厥阴俞）、心俞、肝俞、脾俞、肾俞，6 对，共 12 穴。

这一步的刺法很特别，浅刺约 1 ～ 2mm。看起来，针因刺入深度较浅而自然下垂。这一刺法正是《难经》中"刺卫而无伤荣（营）"的特殊手法。触及经脉之外的卫气的层面，但又避免将邪气送入更深的经脉之中。

关于卫气之"浅"与经脉之"深"。中医说的这个"深浅"，并非空间上的深浅，而是指维度上的深浅，靠近生命力源头的为深，靠近外部环境的为浅。卫气实际上处于最浅的层面，但维度上的浅并不意味它的影响也"轻浅"。在肉体气血层面最深的是"命门"，精神能量层面最深的是"心"，命门与心同样会出现严重的问题，我将在"任督不通"与"夫妻不和"的章节中讲到。

AE 的诊断与治疗是一体的，并不是所有焦躁、失眠、易哭一定就是 AE 所致，既然它常见又难以分辨，我们便将 AE 作为一种常规治疗使用，即每一个首诊患者都要至少使用一次。

当有 AE 时，针刺点周围会出现淡淡的红晕，并随时间慢慢消退。据我个人观察，出汗也是扎 AE 时的一种反应。这种出汗往往很有特点，多半集中在背部针刺区域、腋下、手心、胸口。我常常看到有患者腋下、手心的汗水如滴水一般往下流、背部铺满细密的汗珠。若从中寻找规律，背部的心俞、心包俞，腋下的极泉，胸口的膻中、巨阙，手心的劳宫，均是"心"的重要出口。

3. 说一点临床经验

我曾接诊很多这样的患者，在过往几年的心理咨询中一直纠缠在某个情绪里。但接受五行针灸治疗，两三次之后，明显情绪平稳。即便再深入讨论原来的那些事，也不会有明显的情绪波动。

这里面，我觉得 AE 的贡献是很大的。AE 确实有一种神奇的力量，能帮我们从"能量"的层面快速释放很多情绪。当然，如同我对 AE 性质的理解，它是相对弥散到表层的情绪，AE 并没有能力去触碰更深层的情绪。但表层情绪的释放，是我们有余地向内看的前提。那些潜在的、隐含的情绪，更多则是需要在主导一行的推动之下、在医患关系的互动之中、患者自身的觉知中慢慢呈现，再慢慢释放。

五

心脉堵塞与心力枯竭："夫妻不和"

这是一个和抑郁关系最为密切的能量阻滞，当我们出现以下的这些症状时，意味着精神能量与心之源断开了，精神能量已近枯竭：

> · 绝望、想要放弃。
>
> · 不想见人，不想说话，想要躲一躲，对生活失去兴趣。
>
> · 有时候则是一种深深的、久远的"悲从中来"，以至于产生厌世的、离群索居的意向。
>
> · 深深的厌倦，或者死寂。
>
> · 负面的情绪、想法蔓延，不可控。
>
> · 胸口总是像堵个大石头。
>
> · 觉得心里总是没劲。
>
> · 身体上有心悸、心慌、心无力的感觉，甚至会出现"心衰"的迹象。

简单地说，就是一种"无力""绝望"的精神状态，精神层面的生命力确实已濒临枯竭。

如果这一阻滞不清理的话，那治疗已经很难起效。因为整个生命力的发动都受到了巨大阻碍，"自然之力"已经无法作用于人的身心，我们的系统也失去了自愈的最基本动力，整个人沉浸在一种"死气弥漫"的状态中。

1. 心力枯竭与"心脉堵塞"

实际上，心力枯竭就是精神力的起点——"心门"被堵住了。

换句话说，也就是心用劲过大或者过于剧烈的情绪将心脉堵塞，导致精神能量不能自然流动，心力得不到新的补充，进而出现心口堵、心累、心慌等感觉。

这个感觉我想大多数人应该都体验过：比如我们辛苦工作一天，精神力已经消耗殆尽，但又不得不勉强加班、勉力应酬……这时，我们往往会感觉到不想说话，哪怕是说一句话、一个字，胸口都得先"吊起一口气"，这就是心在使劲的感觉。

心力枯竭，就是这个"无力"的状态被放大、持续，而且不会因为休息而缓解。

所以，造成心力枯竭的原因，从"能量"上来看，就是心脉被堵住了；从"病史"上看，就是心经历了某些超出负荷的压力；从"心态"上看，就是用力过猛了。这个心态尤为重要，应该说它是造成心力枯竭最核心的因素，也是我们学会用心的一个重要课题。如果再细致地描述一下这个"用力过猛"，大体上可以这么描述：

> · 干着急，使不上劲。
>
> · 想上上不去，下又不能下，或者不敢下。
>
> · 急切地想要完成什么目标，摆脱什么困境。

这里面不一定都是因为坏事，或者说不一定都是为了摆脱压力，有时候迫切想要体验什么好事也会造成用力过猛。比如，特别想要去哪里玩，过于拼命地工作、学习，努力地表现、表演。

有时我们可能并没有感觉到用力过猛，而是感觉到一种"无奈"的蔓延，事实上无奈正是相对温和的"干着急使不上劲"。

一般来说，若是能将"起心动念"的能量使用掉、消耗掉，这个心脉自然会逐渐疏通。怕的就是干着急，使不上劲。比如，当一个人遭遇巨大的灾难、危机、惊吓、恐慌后，会出现长时间的心力枯竭状态，这个现象在西医的诊断中称之为"创伤后应激障碍（post-traumatic stress disorder，PTSD）"。有研究表明，那些在危机中尝试做点什么的人，日后出现心力枯竭的程度会相对较轻，因为他们的行为消耗掉一部分"起心动念"的能量。

关于"创伤后应激障碍"，推荐一本书——《唤醒老虎》，作者是彼得·莱文。

2. 心脉堵塞的诊断与治疗

在五行针灸当中，有一套非常有意思的针法——"夫妻不和"。这是一套专门针对心脉堵塞、心力枯竭的针灸技法。一般情况下，针刺后很快就会感觉胸口压住的一团气松开了，恐慌感缓解下来了。但这个治疗仅限于救急，如果患者本身再次用力过猛，还会再堵上。

> 具体穴位：至阴、复溜、太溪、中封、腕骨、神门。

除了上述的症状，我们也可以通过脉象来诊断"夫妻不和"。其经典脉象：右手脉大而急躁，左手脉虚弱无力。整体上看，右手脉明显大于左手脉，且心脉（左寸）极弱。

我觉得，这正是患者一面急于解决危机，一面完全无力的写照。

关于"夫妻不和"的含义，并非指结婚恋爱的夫妻关系。在传统的五行理论之中，我们将相生关系比作"母子关系"，将相克关系比作"夫妻关系"或"上下级关系"。传统礼教的"三纲五常"中，夫为妻纲。从脉象对应五行、脏腑的分布上看，左手三部脉为夫，右手三部脉为妻，左手克右手。所以，当右手脉明显强于左手脉时，被冠以"夫妻不和"就不难理解了。

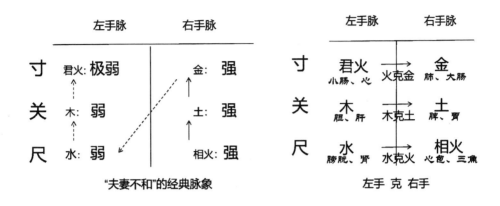

"夫妻不和"的经典脉象 　　　　　　　　左手 克 右手

在脉象的分布图中，我们还能看到一些规律：右图中的箭头，显示了五行相生的顺序。从右尺脉的相火，向上生土，再生到金时，不能再继续生水，进而导致君火（心）的枯竭。最终，从脉象上我们看到相生循环断裂、相克循环逆转。在五行针灸理论中，这是唯一一个会危及生命的阻滞。

"夫妻不和"这一组穴位的目的，正是借由一系列的经气转换来恢复能量在五行之间的相生关系。这里的经气转换，跟前文主管穴中提到经气转换是一个意思。

那为什么相生循环的断裂，会断在金生水之处呢？我觉得这正是因为我们在自己逼迫自己——金所寄脏腑为肺，肺在十二官象征中，被比作"治节之官"。治节，即现在我们说的节制、约束。当我们过度使用"治节"的功能时，过度地逼迫自己时，我们的能量在金（肺）的领域过度聚集，不能转向下一行的水，进而水的力量缺失，导致恐慌感蔓延。

3. 心脉堵塞的自救

一旦出现心力枯竭，可能会陷入一种难以自控的恶性循环。在五行针灸中最简单的方法就是"夫妻不和"的治疗。但患者也不是完全没有自救的方法，只不过操作起来稍有难度，需要一个熟练的过程。而对于那些反复出现"夫妻不和"的人，这样的练习至关重要。

具体方法，就是利用我们在上一章中提到的一个用来提升心力的手段——诵读经典。首先，既然我们是因为"心"用力过猛，导致心脉被堵塞，那我们要做的就是反其道而行之，将一股猛劲的心，慢下来、柔下来，尝试一丝丝、一缕缕地使劲。改变"心"使用蛮力的习惯，用最轻柔、最虚无、最细腻的力量慢慢诵读，不出声的默念也可以。少则几分钟，多则几日，自然会将堵住心脉的能量慢慢透开。其次，心门堵塞是因为精神能量"堵车"，那么也要重视让我们的神"扬"起来，让精神能量场振奋起来、流动起来。当然这个过程要优先满足细腻、轻柔，在更轻、虚、细腻的层面上体会"扬"起来的感觉，否则又会陷入用力过猛的陷阱。

4. 我在临床上使用"夫妻不和"的一些经验

"夫妻不和"、心力枯竭，很明显这是与焦虑、抑郁关系最为密切的一个能量阻滞。在焦虑抑郁的治疗中，超过七成的患者会出现这一阻滞。

而且会有一些轻症的"夫妻不和"的存在。达不到绝望、放弃、自杀的程度，可能仅仅只是出现心累、不想说话、不想见人、只想一个人去大山里躲一躲等情况。

甚至有人误以为，这是一种"修行有成"的状态。事实上，真正摆脱了世俗困扰的人，平静中透着淡淡的喜悦、热情与爱。而厌世、离群索居的人，却带有一份死气沉沉、生无可恋——活着不值得珍惜，死了也并不可怕。

还有一些人会伪装得很好，从外表上看不出来，也就是我们常说的"微笑抑郁"。有时候看起来越是阳光开朗的人，越是喜欢活跃气氛的人可能背后潜藏的伤痛越深。他们不一定是故意伪装，很可能只是因为不被理解，没有机会呈现真实的样子。

轻症的心力枯竭，如果不能在正常休息中得到缓解，就可以判定为一种"病态"——并非简单的累了，而是需要更深入、更有效的帮助。如果这种心脉堵塞状态不能解除，那么任何针对精神的治疗都将难以起效，或者需要相当长的时间。而针灸治疗，则可能快速解除这样的异常状态。

六

气血之海的枯竭：任督不通

如果说，"夫妻不和"是心力枯竭，"任督不通"则更像是气血能量的干涸。这一能量阻滞会伴随这样的一些表现：

> 1）严重的疲惫、虚劳、身体沉重。
>
> 2）嗜睡、困倦、休息也不能好转。
>
> 3）什么都不干，待着都累。
>
> 4）休息一整晚，只能工作两小时。
>
> 除此之外，还有可能出现：
>
> 1）生殖系统功能障碍，不孕不育、闭经等。
>
> 2）全身机能的衰竭，如红斑狼疮、癌症等。

1. 气血之海的枯竭

任督二脉被称之为"气血之海"，它们是人体气血能量循环的主干道路。好比北京城的交通，如果二三四五环封路，其他的道路也将随之瘫痪。所以，任督二脉之间的循环不通畅意味着，全身气血能量的供给严重不足，整个气血能量系统陷入枯竭。也就是我们说的"任督不通"。

这时往往会看到任督不通的典型脉象：双手脉的脉象都很弱。

人体原始生命力的发动有两个重要的起点：命门与心门，中医上称之为水、火两极。后天的食物、水、空气、温度、精神能量（特指人与人相互影响的精神能量）等，则是在原始生命力的驱动之下维持生命的活动。其中心门出来的是精神能量，走心脉通道，散入十二经络。而气血能量则是从命门中出来，走任督二脉，散入十二经络。所谓命门中的生命力，也就是中医上常说的元阳、元气、肾气。

《外经微言》对肾气、元气与任督二脉的关系解释为："肾之气必假道于任督，二经气闭，则肾气塞矣。"

任督脉皆起于会阴，行于人体后背正中心，绕过头顶，止于上牙龈；任脉行于人体前面正中，止于唇下。《外经微言》对任督二脉的关系描述为："行于前者亦行于后，行于后者亦行于前。循环周流，彼此无间，故任督分之为二，合之仍一也。"

2. 气血之海枯竭的原因

人为什么会出现任督不通？说说我个人的理解：

1）超出体能负荷极限，会造成任督不通。

2）元气损伤，也会造成任督不通。比如，外伤、手术、重病，等等。尤其是身体中轴线上、生殖系统的大手术、外伤、流产、难产、脊柱损伤等。

3）巨大或长期的恐惧。

4）跟"不情愿""被迫使劲"的心态有关，这是我个人的一个总结。比如说，健身可以越练越壮，但干活往往是越干越虚。很多人没有超过极限也会出现任督不通，我发现，这一部分案例普遍跟"不情愿""被迫使劲"的心态有关。

> 就心态而言，任督不通与"夫妻不和"正相反：
> "夫妻不和"：想使劲，没处使。
> 任督不通：不想使劲，不得不干。

所以，任督不通常出现在：长期疲劳、精力透支、消耗、重病、长期负担感等情况中。值得一说的是，这里强调的是负担"感"，负担感和实际负担不一定呈正比。

3. 说说我的临床经验

我觉得这个阻滞在抑郁人群中出现的概率也是要略高于其他人群的，但总体出现概率仍较低。也不会像"夫妻不和"那样，跟抑郁症那么直接相关。倘若我们将五行针灸应用于妇科方向、不孕不育、肿瘤方向、内分泌方向、免疫方向等，那这个阻滞就要更深刻地去体会了。

"懒"与任督不通。所谓懒一般是说这个人拖延、懒、不爱动。这个情况其实跟任督不通没有必然联系。当然任督不通的时候，人确实懒。但懒，不代表任督不通。很多人懒，是因为他的心被一种"厌倦"的情绪所蒙蔽，这反倒是跟抑郁的关系很大了。大体上，这种厌倦我觉得是跟"挫败""无奈""自卑""负担感""艰难感"等有关，也跟压制负面情绪而导致生活热情一并被压制有关。

"真虚"与"气郁致虚"。有一种人，属于"气郁致虚"，表现为越待越懒，躺着都累。偏偏你给他个机会出去玩，一旦玩起来，体力好得很。这种人不是真虚，也就是说它不是真的没有能量，而是能量郁结不能流动。一旦动起来，能量还是充足的。究其内心戏，我觉得多数跟自我意愿被压制有关，也就是说太多了的"我应该"侵占了"我想要"，导致二者比例严重失衡。内心的滋养与消耗不呈正比。也因为压制自我意愿，而导致爱、喜悦、激情等积极情感被全面压制。

"虚弱"与"无力感投影"。"症状是心灵求救的呼喊。"身体的虚弱，经常是精神上的"无力感"在身体层面的投影。这种情况也不一定就可以诊断为任督不通。这种虚弱不一定表现得懒，可能只是"觉得"没力气。你若让他搬个东西、跑个步其实还是可以正常完成的。

睡眠不足与虚弱感。有时睡眠不足导致的虚弱感，与任督不通的非常相似。区别在于单纯睡眠不足的虚弱感，往往好好睡一觉就会快速缓解。而任督不通阻滞的人容易出现嗜睡，睡得很香、很沉，但醒过来就觉得累。

有些人工作起来、玩起来似乎也干劲十足。一开会就困、一看书就感觉倦怠无力，换句话说，一慢下来泄气了。这样的兴奋很可能是一种透支的状态，而随之来的倦怠感只能通过睡眠来补充。

以上几种情况，一般不属于任督不通，但长期持续的话，它们可能会成为任督不通的重要诱因。

七

脏腑的内在冲突：出入阻滞

除上述几个严重的能量阻滞（内障、AE、"夫妻不和"、任督不通）之外，还有一些在脏腑功能层面的内在冲突。它们对应的是一些相对细节，但同样重要的能量活动障碍。

1. 脏腑的内在冲突

在《内经》中，十二个脏腑被描述为十二位官员。这十二官上至君王、下至朝廷的群臣，共同执掌这一个王国。

十二官，即十二种功能。这些功能并非独立运作，而是像一个团队一样相互协作。既然是协作就必然有一个协作的规则，这一规则就是中医所谓的"脏腑关系"。他们的协作并非只有一个简单的规则，而是在多个维度上同步运转着数套规则。这些规则之间是互补、互通的，当一个规则被破坏时，我们仍有其他规则可以辅助整个团队的协调。所以，在中医治病理论中，任何一个病的解决思路都不是唯一的。但若想更深入彻底地治疗疾病，则应尽可能恢复每一层面的协作。我们列举其中最为重要的两套规则：

> ·五行的规则，包括五行的相生、相克，以及五行内部脏腑的对立统一。
>
> ·十二经的规则，它们之间的循环，并不完全遵守五行生克的规律，而是自成体系。

五行层面的协调，我们主要使用"主管穴"。以扶持主导一行为基础，同时我们也可以精准地调整主导一行内部的其他五行。

而十二经循环则，指向了另一类重要的能量阻滞——十二经出入阻滞。

2. 十二经、十二功能的交接

十二条经络，主干部分按固定顺序首尾相接。所谓出入阻滞，就是能量从上一经出，进入下一经的过程中出现了淤滞。

十二条经络交接，有十二个交接点。其中有六个交接点容易出现能量堵塞。而另外六个，是表里两经，比如肝和胆、脾和胃，它们属于用同一五行，并且他们之间有多重沟通渠道，一般不会堵，堵了也容易疏通。

这六个容易堵的交接点分别是：

> 1）脾到心：被爱——爱。
>
> 2）小肠到膀胱：反思——行动。
>
> 3）肾到心包：隐藏——敞开。
>
> 4）三焦到胆：协调——决断。
>
> 5）肝到肺：推进——节制。
>
> 6）大肠到胃：变化——接受。

六对阻滞，蕴含着六个重要的精神功能的转折。就像我们完成了某一项工作之后，很自然地就该进入下一阶段。但有时两个阶段之间的转折风格迥异，我们可能会被卡在上一个阶段，无所适从。如下图，我简单列举这六个阻滞所对应的六个重大转折，其中内涵远远不止于此。

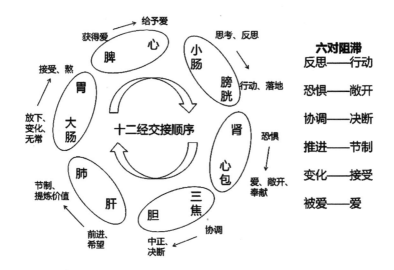

上图中的十二官与心神功能的转化，是我个人的理解，并非来自诺娜老师的教学。其最早的灵感来自龙梅老师的教学。我曾听龙梅老师说到，大肠到胃的阻滞很有深意。大肠主"放下"，胃主"受纳"。而人们之所以不能放下，就是因为不能接受。几年的总结之后，我发现，不仅仅是大肠到胃，每一对阻滞都是如此。

3. 出入阻滞的表现

每个出入阻滞，都会造成一系列功能失衡。大体分两类：

1）心神功能异常。

2）身体功能异常。

生命力的发动，有两条路线：由心门入心脉，散于十二经中；由命门入任督二脉，散于十二经中。在十二经中，神的能量与气血的能量已经有了深度的融合。脏腑的精神功能与心神功能的同步性，在这里表现得更加明显。其中细节相当的丰富。

临床表现上，往往是相应的精神症状＋一系列躯体症状"打包"出现，当然，再脉诊上也会有所体现。

（1）在精神功能上

脏腑的生理功能同样象征着它的精神功能。其具体的表现正是上述六个功能的转折。十二官心神层面的功能，内涵极其广博。详尽写下来，一整本书也不见得够。我对这一部分的理解也尚浅，仅对上图中的内容做一简单阐释。如下表：

	生理功能	心神功能	转折
小肠	"分清泌浊"：就是食物走到这儿要开始清浊分类。主"消化"	思考、分类、整理、规划；也包含精神层面的"消化"，即分析与理解	反思——行动
膀胱	"气化"：就是将库存燃料，转化成动力	行动，将想法付诸行动，让精神层面动起来	
肾	主"恐""藏"	警惕，谨慎，不愿抛头露面	隐藏——敞开
心包	主"喜"，"代心受邪"心主"明"，而心包就像是明亮窗户上的窗帘	敞开，不退缩，直面各种感受，恰当的界限	
三焦	联络脏腑，通行元气，宣上导下	协调，联络，统筹	协调——决断
胆	"中正之官"，"决断出焉"	公平，决断	
肝	主"怒"，"将军之官"，主"生长、生发"	希望，进展，推进，力量	推进——节制
肺	主"悲"，"治节出焉"，"肃降"	提取精华，凝练，节制，收敛，停止	
大肠	排除糟粕，"传导之官，变化出焉"	放下过去的事，放弃无价值的东西，不断变化，不执着于过去	变化——接受
胃	主受纳食物，"仓廪之官、五味出焉"，主腐熟	五味出焉，对应精神上的体会与品味；腐熟，受纳，即与事实共存，并从中提取养分；放下即接受，接受即放下	
脾	主"思"，主运化、消化、吸收养分	思，即想要；获得精神上养分：关注，关怀，同情，理解，帮助，爱	被爱——爱
心	主"喜"，"君主之官"，主"神明"	仁爱，表达爱，给予爱，感受爱	

（2）在身体功能上

出入阻滞的影响大概分为几个方面：

1）交接区域局部的症状。这是最常见的部分。如小肠到膀胱的交接，小肠的最后一穴是耳前的听宫，膀胱的第一个穴位是内眼角上面的睛明穴。那么小肠到膀胱的交接区域就涵盖了整个耳朵－眼睛这一区域。所以临床上，中耳炎、结膜炎、眼干涩等都会优先考虑小肠到膀胱的阻滞。三焦－胆阻滞会出现偏头痛。大肠－胃阻滞会出现口、鼻区域的种种症状。

有时，交接区域会有重合，那么某些症状并不能直接划归到某个交接区域，这时可以参考其他表现、脉象。

2）所属两经的循行线路。即经典理论所说的"经络所过，主治所及"。其中最经典的就是膀胱经的一些病证，如后脑头痛、颈部不适、腰痛、足跟痛等，这些都与小肠－膀胱阻滞有关；肝－肺阻滞时会出现肝区、胁肋胀痛。

3）相关脏腑的症状。典型的比如，脾－心、肾－心包阻滞时会出现心悸、心慌等症状。大肠－胃阻滞时会出现胃胀、胃痛的表现。

4）时间。按经典理论的记载，十二经经气的流转，会如潮汐般，在固定的时间旺盛于固定的经络。某些经常出现在某一固定时间的症状，就可能与那一时间对应的出入交接有关。比如，肝－肺的交接时间是凌晨3点。我们所看到的"夜醒"症状，往往是出现的3点前后。

以上这些规则是经常能在诺娜老师的教学中看到的。除此之外还有一个经常被用到，但并没有被明确说出来的规律，我也尝试总结一二。

5）脏腑辨证。这个与大肠－胃对应胃痛不一样，而是有关脏腑辨证的思路。如，肝－肺阻滞可能会出现胃痛、胃胀、打嗝。这些属于经典中医中"肝郁"的表现。再如脾心阻滞，会出现"脾胃虚寒证"的消化不良、畏冷食；也会出现"心脾积火证"的口腔溃疡。

值得注意的是，肝到肺的阻滞，并不能简单等同于肝郁＋肺气虚。本质上它是在描述能量的转移情况，而非脏腑本身的虚实。再往深究，是精神功能的交接时，在心态、习惯、情绪、想法上没转过这个弯。

以上具体内容，我将在本章节的最后做一附表稍做总结。

（3）出入阻滞的诊断同样会参考脉象

从脉象上看，即上一经对应脉力强于下一经，如同上游之水不能进入下游。譬如，小肠到膀胱的阻滞，对应脉象是：左寸强于左尺。

十二经交接的顺序：肺大胃脾心小肠，膀肾包焦胆肝藏。

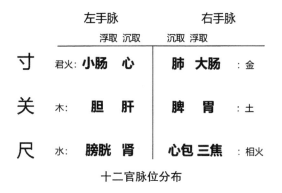

十二官脉位分布

4. 出入阻滞的原因

关于出入阻滞产生的原因，这里我说说我个人的解读。

首先，出入阻滞并不是某一脏、某一腑的问题。也就是说"肝－肺阻滞"虽然可能出现与"肝郁"有关的一系列症状。但并不代表"肝郁"与"肝－肺阻滞"是同一概念。

其次，出入阻滞的核心是"能量不能流转"与"功能不能交接、转化"。不能转化的原因有两面：

一方面，过度使用某一官的功能。当上游一官的功能，无论是生理还是精神，面临巨大压力而被迫不断工作时；或者因欲求的牵引而过度使用时，更多的能量聚集在这一官，以供给动力。但十二官是一个协作团队，并不是说某一官多干点就能解决系统的困境。反而当某一官过度努力时会破坏整个系统的协作。

另一方面，如果下游一官的功能无法发挥作用、不知如何发挥作用时，也会导致这种交接的失败。

比如：小肠－膀胱的阻滞可能与过度依靠"想"来解决危机有关。但事实上，"想"必须转移到"做"才能真正解决危机。另一方面，当我们不知如何"做"的时候，也会导致能量无法交接转移。

一些案例中，出入阻滞的治疗后，脉象没有实质性的改变，意味着两官之间的交接尚未顺畅。有时我会结合患者的情志状态、生活中的困境，乃至声音、颜色、气味的细腻改变，尝试使用五输穴或者经气转换，来改变相关脏腑"过用"或"不用"的困境。然后就会立刻看到脉象归于平顺。

5. 出入阻滞的解决方法

在治疗上，我们可以选取某一阻滞上游经络的最后一穴，再选择下游经络的第一个穴位即可。两侧都使用补法，即增加其能量的流动，以助于完成其内在功能的转折。

其中肾到心包的阻滞，并没有使用首尾穴，而是使用了距离更近的两个穴（步廊、天池），其中女士的取穴又避开乳房，而取了起始的方向的第二穴位（天泉）。

从功能与需求的角度来说，均使用补法，既填补上一经所渴望的精神能量，又能启动下一经不够活跃的功能与需求。

6. 说说我在临床上的一些经验

（1）阻滞并非治疗的核心

诺娜老师的教学中，一再强调避免过度治疗。这里的过度主要是针对各种阻滞而言。治疗永远是以主导一行为核心而不是阻滞。

虽然我说了很多关于阻滞与症状之间的规律，但并不意味着每个症状要通过阻滞来治疗。一般而言，只有随着主导一行的纠正却不能随之消失的症状，才是需要用通阻滞治疗来处理的。

我们越多地关注阻滞，就会越深地陷入"对症治疗"的末节当中。而五行针灸最核心的原则是"主导一行致病"。主导一行才是整个生命活动的底板，它的失衡是导致脏腑功能不能自洽的最主要原因。

（2）阻滞在焦虑、抑郁中的应用

落到抑郁症治疗上，似乎并没有什么太特别的。这里面无论是身体症状，还是精神心理状态，都是比较"普世化"的。任何一个人、任何一种病可能都会遇见。

八

五大阻滞的总结：脏腑协调的几层法则

前文中我曾提到过，人体的内部功能的协调，同时遵循着多套法则。

比如，能量从肝转移到肺，这既不是五行相生，也不是五行相克，而是十二经循行的固有顺序。

而生命力最初的启动，同样既不属于脏腑的层面，也不属于五行的层面。

如此种种，生命的活动如此之精妙，以至于我们难以时刻对这些精妙的协调关系做出精准判断。治疗上，我们更多的是仰仗主导一行的"复位"所带来的一系列自愈力。所以，唯有 AE、内障、"夫妻不和"、任督不通这几个重大的能量阻滞，被认为是必须及时处理的。

最终，我觉得五行针灸的治疗实际上建立了多层法则的治疗逻辑。

（1）最底层：神，个体生命的底板

这一层次上包含了两个治疗：①神的五行属性，即主导一行，以及主导一行内部的五行协调。②神的完整度与自主性，即内障。

（2）第二层：生命力与源头的连接

这一层上也包含了两个治疗：①心力的出口的阻塞，"夫妻不和"。②气血能量最底层循环的阻塞，任督不通。

（3）第三层：五行的循环

对主导一行的扶持，也应属于这一层。也可以说，五行并不是一个独立的层面，而是对所有事物的一个分类方式。五行的分类是贯穿于各个层面的。

（4）第四层：十二经循环

出入阻滞的治疗当属于此层。

（5）第五层：卫气循环

AE 的治疗当属于此层，这一层是贯穿内外，内连脏腑，外达皮表的，同样也是人与天地之间的能量循环之一。

除此之外还有"时序层面"，比如季节流转、子午流注，也分属于五行、十二经的层面了。

附：五大阻滞身、心症状表现总结

阻滞		心神表现	躯体症状 / 部位
出入阻滞	小肠－膀胱	思绪纷乱、多梦、失眠	眼、耳鼻、头项、颈肩、腰背、足跟
	肾－心包	不安、易惊	心悸、心慌、泌尿系统
	三焦－胆	纠结、难以决断、难以协调	偏头痛、体侧区、口苦
	肝－肺	易怒、怒后悲伤后悔	咳嗽、呼吸系统、肝区、肋区
	大肠－胃	难以接受、难以放下	消化系统、大便、胃脘区、牙、口鼻区
	脾－心	孤独、委屈、得不到爱	消化系统、心脏、乳房、口腔溃疡
"夫妻不和"		心灰意冷、绝望、想逃、恐慌	心慌、心悸、心堵、心无力
任督不通		艰难感、负担感、无依无靠、不情愿	极度疲乏、沉重无力、全身性疾病
AE		情绪激动、焦躁不安	胸及上背部疼痛，背俞穴周围的肌肉紧张
内障		不可控、神散、虚幻、空洞、对视检查不能完成	无

*注，画线部分是依我个人经验记录，其他部分是诺娜老师教学中明确讲过的。

九

外伤造成的局部破坏：瘢痕阻滞

1. 什么是瘢痕阻滞

《五行针灸指南》中说："手术后形成的瘢痕阻滞或者人受伤后，可能阻碍经气运行。"这是一种更为轻微的阻滞。

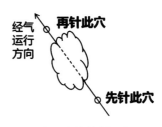

瘢痕阻滞的针刺示意

具体操作方法是，沿瘢痕所阻断的经络取穴，针刺以接引被截断经络中的能量。具体穴位则是选择瘢痕区域外，最靠近瘢痕两端的穴位。先针刺进入瘢痕的方向，在针刺离开瘢痕的方向。如图：

2. 广义的"瘢痕"：一点个人理解

不得不说这个阻滞与焦虑、抑郁并没有直接关系。一些其他的疾病，用到这一阻滞可能会加快治疗的进展。

比如，带状疱疹后遗神经痛。虽然其瘢痕是不可见的，但究其原理而言，仍是神经细胞被病毒侵袭，并在神经细胞表面形成了从外表不可见的瘢痕。这种情况若配合瘢痕阻滞的治疗，则会大幅度加快后遗神经痛的修复速度。

再比如，严重皮损性疾病，如湿疹。会出局部皮肤破损、僵硬等情况。这种皮损，本身也是一种阻碍经气运行的瘢痕，同样可以用瘢痕阻滞的治疗方法。

十

治神，唯以用神：医患关系

很多时候我们中医的科研，是沿用西医科研的思路，就目前的科技基础而言，仍不足以完整地解释中医。并不是说西医的科研不好，而是说中医的变量跟现行的变量理论并不一致。或许，我们研究中医需要不一样的科研思路。

其中很重要的一点，就是西医要排除针灸时的"人为因素干扰""精神因素的干扰"，比如我们常说的"双盲"试验、"安慰剂"对照等。

但传统中医的治疗上就明确提出，医患关系本身就是治疗的一部分，甚至说医患关系的重要性要在针灸之上——心神交互的重要性。心神能量是什么？意识对物质能量的影响如何？这些都是针灸科研中非常重要的基础理论。随着科学的发展这些理论的突破已经初见端倪。

五行针灸强调由"神"入手。有时候，这一观点会被误以为，五行针灸是一种心理咨询与针灸结合的治疗方式。其实并非如此，华思礼教授说："我们总是习惯于开始思考并试图解决问题。我们总是习惯于关注谈话。在诊断过程中，百分之九十九的谈话内容是一堆垃圾。我们以这种方式收集一些信息，但这些信息不会帮我们体会诊断信号（即对主导一行的诊断）。我们可能会被文字的内容带走，以至于我们完全忘记了关注我们的感官在告诉我们的东西。"

华师说"百分之九十九的谈话内容是一堆垃圾"，意思是说，文字、语言在真正的情感、体验的面前是苍白无力的。数百字的描述，可能只是为了描述一种感受，如悲伤、害怕、委屈、嫉妒、心死等。而这种真正传递这种感受的，到头来可能是一种语气、氛围，而非那些语言对话的内容。

不只是情感，包括我们的声音调式、肤色、体味，都在不断向这个世界表达"我是谁"，"真正的我是什么样的"。

同现代心理学认为的一样，医患之间精神层面的互相影响，并不一定是建立在语言的基础之上。有时候是一种信任的关系，有时候是一种氛围的影响，有时又是一种态度……当然，语言的交流，如关怀、理解、鼓励、诠释等，这些仍然是很重要的。

肢体间的交流也是十分重要的，比如拥抱、握手等。不同于"精神分析"等流派的设定，针灸师与患者之间必然存在着种种触诊、脉诊、针灸之类的肢体接触，这些接触都是医患之间精神相互影响的媒介。

针灸能触及人的"神"吗？我觉得不能。能触及一个人的"心神"的，只能是另一个人的"心神"。针灸、穴位、能量，这些都只是心神交汇的一种媒介。离开心神的交汇，这些"没有'神'的物质"将永远无法与"神"建立共鸣。

不可否认"自然之神"，时时刻刻也在影响着我们的身心。自然之神，如斗转星移、日升月沉、四季轮替、天地、动植物、山川、河流、城市、房屋中生机的流转。它虽没有自我意识，但它确属于"生机"的层面。自然之神的"体量"巨大，而一个小小的针灸，所蕴含的生机之力，远不足以产生治疗的作用。

如果我们在精神层面不能与我们的诊断产生共鸣，那么治疗就只是物质层的影响。如果我们不愿进入患者的精神世界，那么我们就不可能与患者建立这种共鸣；如果患者不欢迎医生进入他的精神世界，甚至是敌对的，那么医患之间也不能建立这种共鸣。

而离开与精神世界的共鸣，我们可能永远都无法触及人类生病的最底层因素——"我"。

我们无法，也没有必要，把五行针灸做成一种心理咨询。从最原本的切入点上，五行针灸就是将"能量"视作最主要的精神活动载体。因为有针灸、能量的介入，我们对一个人精神层面所产生的影响的方式，也遵循着另外一种规则——这与任何一种心理治疗流派都不完全一样。

我个人并不排斥任何一种心理治疗，甚至愿意花费大量的精力去认真学习。虽然在"咨询技术"上，我们没法照搬任何一个流派来作为我们问诊、沟通、建立医患关系的技巧。但同时五行针灸与任何一种心理学的理论架构都是兼容、互通的。

正如《五行针灸指南》中说："所有流派，如均建立在确凿原则之上，即基于人性的共识，治疗都会同样有效。"任何一个心理学流派对"人性"认识上，大体是能达成一个共识的，即医生对待患者的方式，会对患者精神活动造成什么样的影响？人在自卑时，他们心理的内心活动是什么样的？这与他们的经历有何关系？人有哪些与生俱来的、不可忽视的精神需求？……每个人看到这些心理学治疗理论都会轻而易举地产生认同。究其原因，心理学对"人性"的研究，只不过是基于对生活中最最平常的心理活动的一种"总结"。因为这就是我们每一个人所经历的生活。

最后，在五行针灸传统中，医患关系才是第一位的，也就是医患之间的互相信任、理解、接纳等，其次才是针灸方案的制定。

十一

对躯体症状的治疗：身心一体

关于抑郁症伴随的躯体症状有两种：一种是真的躯体疾病，另一种则是情绪能量的躯体化表现。在这里，我们完全可以把它们看作同一个问题来处理。

1. 五行针灸在治疗躯体疾病方面也同样效果优异

五行针灸本就是针对身心两个层面。在我的介绍中，更侧重于焦虑抑郁的治疗。加之五行针灸的诊断过程也偏于观察人的精神层面的能量状态，而非脏腑功能的强弱。所以，五行针灸总是给人一种"心理治疗"的误解。

五行针灸治病的核心思路是"恢复出厂设置"，以此来激活人的自愈力——最自然的能量流动秩序。当然这个出厂设置，就包括了 body、mind、spirit 三个层面。我觉得这三个词直接的含义是，身体、心智、心神。理论上，只要不是"不可逆"的结构损伤，五行针灸都能治疗。

就我个人经验而言，接诊单纯的身体疾病更为容易。我也不必去花更多的心思和时间在患者的精神世界。其效果也更为迅速，且不易复发。

2. 身之病与心神之病

按照五行针灸的传统，不存在"单纯的身体疾病"。所有的疾病，都有其心神层面的根源。我们常说，"症状是心灵求救的呼喊"。

上文说的"单纯的身体疾病"，姑且指代身体症状与精神情绪状态并没有明显直接关联的疾病。比如，那些成长创伤不严重，目前生活比较满意，各种关系基本和谐，唯独出现身体不适的案例。

这些案例中，处理过往情绪似乎并不很重要。这些症状往往是过往的精神活动留下的一些惯性，比如某段时间竞争的心态，因为某件事而产生的委屈。这些精神活动会逐渐被意识所遗忘，转而进入潜意识领域。在潜意识层面的精神活动，会更容易以肉体能量失衡的形式呈现出来。这是身体在代谢心神层面"病气"。当一团心神层面的病气"凝结"成为一个躯体症状时，精神层面稽留的能量也随之被消耗。当我们去除了症状，这股心神层面的"病气"也因此而释放。

如果是单纯的外来的风寒暑湿邪气，若没有精神层面的内因与之勾结的话，会很快被代谢掉，不会稽留成为疾病。如果勾结成病，同样也会消耗掉稽留的精神能量。所以有时我们会看到，某些人大病一场之后，精神状态逐渐好转。

如果这些精神活动，与我们底层的性格关联不大，疾病就不会从我们日常的精神波动中获得能量。病治好了，精神能量也就随之消散了。

但那些难以治疗的慢性内科疾病，则往往有其深刻的性格基础，就容易显得缠绵不愈，比如糖尿病、高血压、癌症等。患者的性格、世界观、思维方式等，都有可能在持续制造着精神上的"病气"。有时这种"病气"的滋生，也会来自周边的人、环境、社会，比如焦躁的父母、亢奋的工作氛围等。

同样，面对一个抑郁的患者，我们在治疗他躯体症状时，也是在间接释放其情绪、思维层面的"病气"。但这里可能有一个持续存在的失衡，在持续产生病气。在心理学上称之为"抑郁人格"，也就是我们常说的性格、秉性问题。所以五行针灸的治疗，强调找到这一源头——主导一行的失衡、自我失于本性（即"自我"偏离了出厂设置）。

3. 症状是心灵求救的呼喊

中医的理论建立在"取类比象"的抽象思维之上。同样，在对躯体症状的理解中，我们也可以遵循这样的规律，并从中找到症状的来源，也就是心神层面想法、情绪、心态等。这也就是我们在前文一再提到"生理功能与精神功能是一体的"。

这在治疗中，对治疗师的要求是比较高的。而且它无法通过分析获得，只能让自己与患者的感受建立共鸣，感同身受。越是清晰地感知、共鸣到患者症状背后的精神内涵，治疗的效果也会越明显。从"心"入手的治疗，往往会创造一些令人叹为观止的"奇迹"。

最后，我想强调的是，症状于我们而言并不是敌人。一来，它是我们身体在代谢、自救的一种手段。二来，它也是我们反思的一个契机，一个指向我们真正想要的生活的契机。

十二

案例举例：在实操中解读

1.情志类疾病的案例

某女：20岁，大学生。确诊双向情感障碍2年。西药控制（拉莫三嗪、安非他酮、喹硫平、阿立哌唑），但效果不良。

声音：力量感。

颜色：微绿。

气味：清爽。

情感：性格干脆利落，气场略显犀利，每次说话都是"好的""可以""收到"之类的回应，有一种干脆利落的感觉。

主导一行诊断：木。

解读：

> ·双向情感障碍是一种较难治疗的精神类疾病。主要表现为抑郁、躁狂交替出现。
>
> ·这个患者诊断过程比较容易，其声音、颜色、气味、情感均比较典型。
>
> ·临床上我们经常会遇到五行诊断困难的患者，不妨先取一个最有可能的诊断进入治疗。随着观察、了解的深入而逐渐有了清晰的诊断，之后再做调整。

· 切忌频繁切换五行，无论是对治疗进程、对患者、对医生的成长都没有好处。

整体治疗进程：

初诊的时候，嗜睡，抑郁明显，不能上学，情绪低落，兴趣低落、无力感、绝望感严重。

前后一共治疗十余次。

第一阶段 5 次治疗：大约是 1 周 1 次，大约 1 个多月的时间就开始恢复社交的兴趣、玩的兴趣，进而能做一些简单的学习。

第二阶段 7 次治疗：因为是休学状态，也没有强求学习。后来进入等待新学期开学的几个月，治疗间隔逐渐拉长至 1 个月左右一次。一直状态还不错，西药开始逐渐减量。

第三阶段 4 次治疗：到了开学阶段顺利回学校，自己还是蛮有信心的，但是遇到一些社交、学校政策上的麻烦，也出现过几次情绪崩溃，但稍加治疗就又回到平静状态了。治疗频率 1 ～ 2 个月 1 次。

回访：停止治疗数月，整体状态较佳，西药已完全停止半年。仍有情绪波动，已经可以自己调节。

解读：

· 五行针灸整体治疗大约 1 周 1 次，重症、急症患者可适当增加治疗频率。

· 当患者进入稳定上升阶段时，可将治疗逐渐拉长。

· 治疗不一定当场见效，但会持续起效一段时间，状态越好，持续的时间越长。

· 情志类疾病，出现反复发作的概率比较高。最终的康复，往往与过往创伤清理的程度有关，也跟性格、习惯层面的深度改变有关。同时，建立适当的情绪管理能力，也是一个缓慢的过程。

治疗方案：

首诊：内七龙、AE、木原穴（丘墟、太冲）。

解读：

> ·首诊治疗一般会从 AE 开始，但如果遇到有内障的患者，则需从内障开始。
>
> ·原穴，最常用的主管穴。任何一次治疗，都要以"主管穴"为核心，最终必须以主管穴结束。这是扶持主导一行的关键所在。

二诊："夫妻不和"、木原穴。

三诊：神堂、木原穴。

四诊：期门、木原穴。

解读：

> ·"夫妻不和"，大阻滞之一，对应心力的枯竭。在抑郁症患者身上是一个常见的阻滞，应及时发现并清除。
>
> ·神堂，神性穴，意为心神的殿堂。一神入五脏，心之神，即名曰神。
>
> ·期门，神性穴，意为希望之门。

五诊：小肠－膀胱阻滞、木原穴。

六诊：魂门、金到木的转换（中封、光明）。

七诊：木原穴、肝－肺阻滞、左侧木原穴。

解读：

> ·小肠－膀胱阻滞，出入阻滞之一。患者主诉：眼胀、思绪纷乱、入睡困难。左寸脉强，左尺脉弱。
>
> ·魂门，神性穴。肝之神，名曰魂。

· 经气转换，主管穴之一。（详见下一案例）

· 七诊中，扎第一遍原穴后，出现肝-肺阻滞的脉象，结合患者易怒、胃脘胀气症，予此治疗。

· 补充阻滞后，仍需以主管穴结束，可只做左侧，且只针不灸。

八诊：AE、木原穴。

九诊：木行背俞穴（胆俞、肝俞）、木原穴。

十诊：金到木的转换。

十一诊："夫妻不和"、木原穴。

十二诊：木原穴。

十三诊：小肠－膀胱（听宫、精明）、木原穴。

十四诊：AE、木原穴。

十五诊：中封、光明穴。

解读：

· 八诊时，距离首诊已超过3个月，状态不稳定，时有急躁、悲伤感。故再次予AE。十四诊再予AE治疗时，差不多又过了半年。

· 背俞穴，神性穴。每一行各有自己的背俞穴，没有明显精神意义，类似于主管穴的作用。

· 常见的治疗，就是三个组成部分：①主管穴。②阻滞。③神性穴。

主管穴每次都要用到；清阻滞按需给予；神性穴更多的是医师的主观理解，自由度比较大。

· 诺娜老师的教学中有一个相对固定的前六次使用方案，非常实用。初学者可以参照各个治疗计划来实施。

2. 身体疾病的案例

某男：41岁。鼻塞、流涕、打喷嚏3年。

声音：喉音，发音靠后，深，低平。

颜色：肤色黑，底色微蓝。

气味：？（一诊时，感受不清楚，后续补充为：深、幽）。

情感：平，没有明显的力量感、距离感、连接感、需求感。考虑水的"隐藏"？

主导一行诊断：水。

解读：

> ·患者主诉没有任何与情志相关的问题。初步问诊，也没有提及情绪不佳。
>
> ·这个四诊信息，是第一次见面时的记录。当时无法辨认气味，情感也比较模糊，后面才逐渐完善信息。

整体治疗过程：

第一阶段：初诊时述鼻塞、流涕严重，每日清晨尤甚，影响睡眠。问及发病过程，未见明显情志诱发因素。就按照治疗计划正常进行。每次治疗后鼻塞均见好转，每周一次治疗。六次治疗后，症状完全消失。

第二阶段：接触几次后，我发现这个人对价值、意义的追求心很强，总是希望自己能做得更好。患者自己也坦承是这样的心态。患者仍希望持续每1～2月做一次治疗，希望自己能在精神上更加放松。又做了四次治疗，整体、精力体力明显提升，自认为是工作以来状态最好的一段时间。

解读：

> ·治疗并不一定非要找到疾病背后的精神原因。能感知到主导一行就行，细节可以在治疗过程中慢慢了解。
>
> ·价值、意义是金的精神特质。生理上与肺、呼吸系统相连。若按脏腑辨证，他有明显的"肺寒"，但自述生活习惯一直非常注意，也没有明显感寒史。

· 这是典型的七情生寒。对价值与意义的担心、对自己的否定而生肺寒。

· 但其主导一行是水，治疗仍以水为核心。

治疗方案：

首诊：AE、水原穴（京骨、太溪）。

二诊：肝－肺阻滞（期门、中府）、水时令穴（足通谷、阴谷）。

三诊：大肠－胃阻滞（迎香、承泣）、水的母穴（至阴、复溜）。

四诊：魄户、水的母穴。

解读：

· AE＋原穴，常规的首诊治疗。

· 肝-肺阻滞，脉见左关脉强、右寸脉弱；症见：喷嚏、鼻涕，都是与肺有关的主症；情志：稍有易怒。

· 时令穴，主管穴之一，恰逢冬季是水所主季节，借天时之力。

· 大肠-胃阻滞，脉见右寸强、右关弱；鼻部诸症，正好在大肠-胃的交接区域。

· 母穴，主管穴之一，将金的能量转移至水。恰逢患者右寸脉（属金）强，说明金的能量过度聚集。

· 魄户，神性穴。肺之神，名曰魄。

五诊：水行背俞穴（膀胱俞、肾俞）、水原穴。

六诊：肝－肺阻滞、水的母穴。

七诊：水的母穴。

八诊："天窗穴"（天柱）、水原穴。

九诊：志室、水原穴。

解读：

> ·广义的"天窗穴"，五行针灸中特指的一类神性穴。意在打开心灵的一扇窗，以看到更真实的自己与世界。"天柱""天窗"这些腧穴，都属于"广义的天窗穴"之一。不同的五行之人，使用各自经络上的"天窗穴"。
>
> ·志室，神性穴。肾之神，名曰志。

十诊：肓俞、土到水的转换（太溪、飞扬）。

十一诊：AE、水原穴。

十二诊：昆仑、然谷。

解读：

> ·肓俞，神性穴，水行专用。位于肚脐两侧，是肾的平衡穴。
>
> ·土到水的转换，即经气转换中的"相克转换"，主管穴之一。即将土之能量转移至水，并非制约之用，而是另一种形式的滋养。五行之气本是同一能量不同形式，即一气周流。
>
> 其中太溪是肾的"土穴"，飞扬是膀胱"络穴"。相克转换中，只在五脏之间转换，飞扬是为了平衡肾与膀胱之间的经气。
>
> ·昆仑、然谷，主管穴中的"五输穴"。二穴分别是膀胱与肾的"火穴"，即将火之特性赋予这个水行人。

附：回顾

尝试回顾以下几个问题：

1. 中医调神的基础是什么？

1）"神"、"自我"是一种能量活动。

2）生理活动与精神的一致性。

3）气血能量 ≠ 精神能量。

2. 如何以能量为基础调神？

1）神能量的五行属性。

2）经络五行与神五行的同频影响。

3. 脏腑之神的太过与不及的原因？

1）相应精神需求没有被满足。

2）脏腑精神功能的过度外求、使用。

3）脏腑精神需求被压制。

4. 身体能量的几个层次？

1）神层：自我意识的失控——内障。

　　　　自我的失衡——主导一行致病。

2）源头层：心力枯竭——"夫妻不和"。

　　　　气血之海枯竭——任督不通。

3）五行层：贯通各个层面。

4）十二官层：脏腑功能交接异常——出入阻滞。

5）防卫层：精神压力的抵抗与累积——AE。

附录

附录 1：五行对应的需求与情绪表

	基本恐惧/欲望（最深层的精神需求）		负面情绪		正面情绪		传统文化中的描述		
	关键词	内容（包含恐惧和欲望两个方面）	关键词（包含太过与不及两层方向）	内容	关键词	内容	五毒	五情	五常
木	控制与前进	怕失控、害怕未知、怕被困住、怕失去自由；想要控制、想要前进、想要突破、胜利的快感、成就感、想要知道、想要变化、想要变好玩	死寂	无聊、枯槁、沉闷、了无生趣、挫败的、没有希望、爱咋咋地、无所谓、就这样吧、徒劳、放弃、无力、漫无目的、麻木、一无是处、拖延	无畏	无所畏惧、保护、力量、勇气、激情、希望、信心、创造、达成、克、攻、驰骋	嗔	怒	仁
			怒（对抗）	粗鲁、强横、压迫、想攻击、不公平、凭什么、易怒、憎恨、想争论、不耐烦、想发进、抗拒、对抗、压抑、固执、一意孤行、想反抗、想限制、掌控、指挥、被压迫、被否定、跟我想的不一样、被质问、被我自己想的不能建立成就、怕不能建立成就、怕没有力量、怕不能行动					

225

续表

	基本恐惧/欲望（最深层的精神需求）		负面情绪		正面情绪		传统文化中的描述		
	关键词	内容（包含恐惧和欲望两个层面）	关键词（包含太过与不及两个方向）	内容	关键词	内容	五毒	五情	五常
火	喜欢与连接	怕得不到爱，怕不能给予爱，怕失去关系 / 想要被喜欢、被爱，想要连接，想要表达爱，想要做好人	羞耻	被拒绝、尴尬、内疚、负罪感、害羞、丢人、不被喜欢、不被爱、怕被看穿、怕被嫌弃、怕被抛弃、委曲求全、讨好、做不好、害怕冲突	爱心	富有爱心、与人为善、敞开、接纳、等待、奉献、连接	痴*	喜	礼
			喜（狂热）	喜欢到不行、成瘾、亢奋、不顾一切、放纵、喜欢（享乐）、迷恋、迫不及待、不计后果、无意识的、无节制的、嗨、狂喜					

* 注：痴，并非傻，而是痴迷。傻，不是情绪。

续表

	基本恐惧/欲望（最深层的精神需求）		负面情绪		正面情绪		传统文化中的描述		
	关键词	内容（包含恐惧和欲望两个层面）	关键词（包含太过与不及两个方向）	内容	关键词	内容	五毒	五情	五常
土	思	怕匮乏、怕消耗、怕辛劳、怕得不到关注、怕得不到帮助 积累与融合：想要更多、想要舒适、休息、放纵、想要理解、帮助、想要给予、想要表达、想要融入群体	悲惨 贪求	忧愁、不被关心、不被理解、不被看到、悲惨、物质匮乏、孤立无援、没有后台、不容易、不稳定、辛劳、想要倾诉、劳累、艰难、沉重、负担、被拖累、困顿倒 占有、拥有、要更多、还不够、欠我的、想吃、想囤、想买、囤积、渴望、自私、非有不可、舍不得、嫉妒、选择障碍、放纵（慵懒、懒）、弱小无力	承载	同情、宽容、允许、滋养、孕育、帮助、耐心、稳定	贪	思*	信

* 注：思，不是思想，而是想要。思恋、思念，不是情绪。

续表

基本恐惧/欲望（最深层的精神需求）		负面情绪		正面情绪		传统文化中的描述		
关键词（包含恐惧和欲望两个层面）	内容	关键词（包含太过与不及两个方向）	内容	关键词	内容	五毒	五情	五常
悲	怕失去尊严、怕不被认可、怕没有意义、怕失去独特性 想要分离、想要超脱、想要价值、想要意义、想要尊重、想要认可、想要特别	悲伤 傲慢	无意义、遗憾、悔恨、错过、留恋过去、惋惜、被抛弃、被嫌弃、离别、凄凉、被忽略、被排斥、心碎、被误会、不被认可、被指责、被羞辱、背叛、不被尊重、悲痛、伤心、绝望、破碎、被比较、被否定 冷酷、冷淡、绝情、孤傲、厌倦、不关心、距离感、远离、鄙视、审视、严厉、苛刻、嫌弃、骄傲、傲慢、没有同情心、轻蔑、自命不凡、不可置疑、我一定是对的、得意、评判、不凡感、居高临下、看不起、完美主义、假谦虚、无所不知的、我比你好、被拖后腿	超脱	自信、超脱、人天大义、家国情怀、悲天悯人	慢	悲	义

（金）

续表

基本恐惧与欲望（最深层的精神需求）			负面情绪		正面情绪		传统文化中的描述		
关键词	内容（包含恐惧和欲望两个层面）	关键词（包含太过与不及两个方向）	内容		关键词	内容	五毒	五情	五常
水	安全与探索	恐					疑	恐	智
	怕不安全、怕受伤、怕生病、怕不可知的危险、怕死	恐慌	不敢信任、颤抖、紧张、不安、担心、焦虑、惶惶不可终日、临睡威胁、被威胁、小心翼翼、疑病、恐惧、怕死、不敢张扬、想逃、不愿出头、犹豫不决、紧张、怯场、害怕冲突		志向	目标感、方向感、川流不息、向前、有趣			
	想要安全、想要解决危机、想要探索、保持流动与静止	不安	停不下来、总想干点啥、停下来就有危机感、折腾、不停地换、不停地找、寻求刺激、急切、着急						

补充说明：

1. 关于恐惧与欲望：它们可能互相嵌套，比如有的人的欲望是为了获得更多；有的人想要控制更多，是为了有掌控感。
2. 各种细致的情绪：很多情绪是复合情绪，比如嫉妒、嫌弃等，可能是多种情绪的集合体。
3. 正面情绪与负面情绪：正面情绪与负面情绪是一个整体，有阴没有阳，不可能只留好的、清理掉坏的；理想的情况是同时释放正面与负面情绪，以进入非二元的、更高的状态。

附录2：参考书目

《精神焦虑症的自救》 作者：克莱尔·威克斯

这是一本讲解陷入焦虑抑郁应如何自救的书。

《心流》 作者：米哈里·契克森米哈赖

这是一本关于忘我、全身投入、高效的精神状态的书，可以帮助我们提升效率，获得幸福感、美好人生。

《生命的重建》 作者：露易丝·海

这是一本可以帮助我们清理过往创伤、重建认知的书，探讨如何通过调整自己的心理问题，来治愈重大疾病。

《非暴力沟通》 作者：马歇尔·卢森堡

这是一本可以帮助我们学会不带攻击性地沟通，又能清晰表达自己感受与需求，并解决冲突的书。

《羞耻感》 作者：罗纳德·波特

《被讨厌的勇气》 作者：岸见一郎、古贺史健

这两本书，可以帮助我们应对羞耻感与脆弱的自尊。

《感受爱》 *作者：珍妮·西格尔*

这是一本关于亲密关系、爱与连接、如何获取爱、如何给予爱的书。

《零极限》 *作者：伊贺列卡拉·修·蓝*

这是一本关于通过清理自己的内心，来创造外部世界的健康、幸福、物质财富的书。书中的清理方法，可以作为安抚内心的一种有效手段。

《当下的力量》 *作者：埃克哈特·托利*

这是一本关于超越一切内外纷扰，直达绝对宁静的书。

《高敏感是种天赋》 *作者：伊尔斯·桑德*

这是一本介绍高敏感体质的书，可以帮助那些天生敏感、脆弱的人。

《爱的序位》 *作者：伯特·海灵格*

这是一本关于"家族关系序位"的心理学书籍。书中认为许多的身、心疾病，以及生活中的困境，都是关系失序导致的。就像是一种"家族魔咒"，这种失序可能会在家族中一代一代地重复出现，它的影响可能会影响几代人甚至更久远。

《如何安心如何空》 *作者：杨海鹰*

这是一本关于禅悟、身心训练的书籍，介绍了一套完整的净化并提升身、心能量的训练手段，也阐述了人类精神意识活动的不同维度，并讲解如何提升意识维度。

《箭术与禅心》 *作者：奥根·赫立格尔*

这本书讲的是一个西方哲学家在日本的经历，是其通过日本弓道体悟禅心的实录。

《秘密》 作者：朗达·拜恩

这本书与《零极限》有些类似，但更侧重于积极正面的信念给我们的生活所带来的的改变。

《圣多纳法》 作者：海尔·沃德斯金

这是一本讲解圣多纳释放法的书籍。圣多纳释放法，是一种非常简单有效的情绪释放方法。其中的理论，非常深刻指出了释放情绪的基本原则。

《轻疗愈》 作者：尼克·奥特纳

这本书讲述了一种非常简单但又有效的情绪清理手段，这种清理不只作用于心理层面，同样可能治愈我们的各种疾病。这一观点与《生命的重建》类似。

《五行针灸指南》 作者：诺娜·弗兰格林

这本书详细讲解了一种传承于中国，后又流传至西方的针灸方法。这是一种非常难得的，关于身、心一体诊疗的针灸流派。与《生命的重建》《轻疗愈》有某些共通之处，即其对精神、情绪与疾病之间关系的看法。

《黄庭禅——心即是气》 作者：张庆祥

这本书讲述了一种禅修、冥想方法，同时也是一本关于国学文化的书籍。书中认为心神活动就是气的活动。

《唤醒老虎》 作者：彼得·莱文

这是一本关于疗愈"创伤性应激障碍"的自救书籍，可以帮助那些因灾难、疾病、死亡、离别、恐惧等产生巨大精神创伤的人。

后记

一日为师——五行针灸的流派之争

按：此文成于 2019 年 10 月诺娜老师的课程期间，终因语言障碍
未能转交诺娜老师。只是简单口头转述了我的态度。随即 2020 年初新
冠疫情爆发，至今未能与恩师见面。

2019 年的早些日子，有同门发给我一篇文章，是关于五行针灸"正统"的
一篇"声明"。

我本是没有太在意，无非就是提出了"主导一行""护持一行"的概念并
非华思礼正传，华思礼原版叫作致病一行（Causative Factor，CF）。当然，华
师的英文原著我也认真读过，这几个概念我是认真思考过的。

私下里窸窸窣窣的讨论是有的，诺娜老师早也是知道的。至于诺娜老师从
未提及此事，我想，她并不是一个关心"正统"归属的人。

本以为此事就此翻篇，不想诺娜老师竟在今日课程的结尾提及此事。当诺
娜老师说到此处时，我一点都不意外，只是在想"官宣"终于来了。
没想到的是，一股莫名的悲伤竟慢慢涌上心头……
我不知道是哪里来的悲伤。
是诺娜老师的？那一代人究竟经历了什么恩怨情仇……我不知道，也不关
心。我只知道"一日为师，终身为父"，一日诺娜老师，一生诺娜老师。
又或者，是在座同学的悲伤？

是法脉传承的悲伤？

抑或是华师的悲伤？

我想华思礼师爷在天上，也定是为诺娜老师自豪的。即便华师现在出现，我相信他也不会否定诺娜老师。华思礼不会希望诺娜老师成为第二个华思礼，华思礼只有一个，无人能够复制，也无需复制。

五行针灸的灵魂不会寄托于几个专有词汇、概念之上，也不会寄托于某些具体的操作技巧上。真正能承载五行针灸传承的，只能是人心，一颗赤诚的心。

记得，一次诺娜老师私下跟我提及：

"我从不认为我是一个技术很好的医生，但我有一副好心肠，可我不知道怎么把它教给你们。"

中国，当下，这是一个大师遍地的时代。偏偏来了一个外国老太太，在短短八年里，让一个不为人知的中医流派，在中国步步生莲。

诺娜老师做了什么？

除了赤诚，恐怕什么都没有了，甚至连一句汉语都不会说。

所有的组织、宣传、推广，诺娜老师从不过问。

对五行针灸师的关爱倒是时时挂心，只可惜身在国外，鞭长莫及。

只能说，诺娜老师是被这片土地和生灵选择的，是被这片天空的祖师祝福的。

谁知道呢，我为什么认定诺娜老师？

会不会有比诺娜老师更优秀的针灸师？我相信会有，因为我也渴望能超越诺娜老师。

诺娜老师也并不是什么特殊人物，不过是一个扎了四十年针灸的外国老太太。

但那双眸子，望一眼就好想大哭一场的眸子，到底代表着什么？

是师？是父？是道？是家？是承载？是希望？

或许只代表一个和蔼可亲的老太太。

我希望看到百家争鸣，希望听到不同的声音，但这都不妨碍我时时思念我的恩师。

一日为师终身为父，一日诺娜老师，终生诺娜老师。

师父，这个词，不是随便叫的……

写在最后：

"致病一行""护持一行""主导一行"……

这三个词，我觉得只是为了描述某个超越语言的存在。

它是"心"的样子，

是灵魂的课题，

是此生想要成为的样子，

是偏离路线的警绳，

是"我"。

偏离它，就是提示，是警醒，是诅咒。

走向它，是指引，是护佑，是命运的承诺。

追随它，臣服于它，方知天道我父，煌煌悲心……